U0017914

健康生活館

Healthy
Life

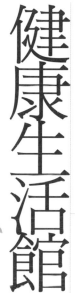

41

脊椎骨刺┅瞭解・診斷・治療・保健

健康生活館 41

脊椎骨刺
──瞭解‧診斷‧治療‧保健──

作者──張辰光

校閱──陳裕中‧張志文‧劉華亮

主編──林淑慎

責任編輯──廖怡茜

發行人──王榮文

出版發行──遠流出版事業股份有限公司

100 臺北市南昌路二段 81 號 6 樓

郵撥／0189456-1

電話／(02)2392-6899　傳真／(02)2392-6658

著作權顧問──蕭雄淋律師

2006 年 4 月 1 日　初版一刷

2020 年 5 月 16 日　初版六刷

售價新台幣 220 元

（缺頁或破損的書，請寄回更換）

YL─遠流博識網 http://www.ylib.com

E-mail: ylib@ylib.com

脊椎骨刺

瞭解・診斷・治療・保健

張辰光 醫師 ◎著

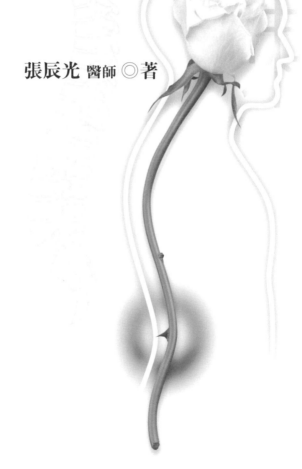

目　　錄

脊椎骨刺

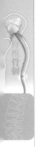

第9章 脊椎手術案例介紹

尹序

　　張辰光醫師以新作《脊椎骨刺》一書見示，先讀為快。設計精美、內容深入淺出、析理清晰，對脊椎之保健尤多著墨，適合一般社會人士閱讀，我亦別有會心之處。本人對張醫師從醫的腳印由青澀至成熟以至知名，有所心契。

　　張醫師於民國六十六年以優異成績畢業自國防醫學院醫學系第七十期，經過部隊經歷後，在石牌振興復健醫院追隨鄧述微老師專攻一般骨科。以他的用心和努力對本業已充分把握，可是他處事的態度是從繁從難，有意進入脊椎手術的範疇。

　　在骨科中，最繁難的莫過於脊椎手術。人是直立的動物，頂天立地；脊椎是人體的中軸，承受了身體絕大部分的負荷，且職司衛護，貫通其中脆弱的脊髓和所發出的神經根。無怪幾乎人人都免不了腰酸背痛，而需要復健和手術矯治的病患也比比皆是。不但一般人對進行脊椎手術抱著恐懼心理，就是醫師也不免視為畏途；因所衍生的醫療糾紛特別多。然而張醫師下定決心後便無反顧，朝夕鑽研，

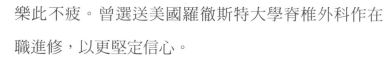

樂此不疲。曾選送美國羅徹斯特大學脊椎外科作在職進修，以更堅定信心。

張醫師後轉任新竹空軍醫院骨科主任，論醫院設備固然有所不足，但得以主導業務；作業由淺入深，在該地區開拓一片新天地，不久，果然遠近知名，應接不暇。他對每位病人都細加評估，找出最適當的療法；如決定手術，必在前夕參考資料，確定步驟；在手術前必再加解釋，以減輕病屬焦慮；手術後也親自照料，並實施衛生指導。因此之故，他施行脊椎手術不下千次，從無一例失誤，可謂罕見。當然手術也有其限制，病屬事先已瞭然於胸。張醫師不僅手術精湛，最難得的是處處為病家著想，不厭其煩，親切和藹；真正做到tender loving care，在本書中讀者也感受得到。

張醫師卸下軍職後在民間醫院應診，仍精進不懈，留意學術科技發展，在醫界繼續貢獻心力。本人與張辰光醫師誼兼師友，以他為榮！承邀作序，樂綴數語為介。

國防醫學院榮譽教授

尹在信博士

自序

　　從國防醫學院畢業之後，我的住院醫師及住院總醫師的訓練是在振興復健醫學中心。在這個醫療機構裡面，有許多的肢體殘障以及脊椎損傷的病人，他們在身體上面有殘障的狀況，一方面接受復健功能的評估，另一方面如果殘障足以影響生活起居及活動的話，會接受一些矯形外科的治療，整個復健科的評估、訓練以及物理治療，均在治療小組指導下進行，其目的都是希望能減輕殘障的狀況，重建病人的信心。

　　我很幸運，在這個醫療機構裡，有了老師醫療部主任趙尚良的指導，跟著他多年，從他身上學到了好多；更幸運的是，在這裡，有許多國外的名教授、名醫來自美國、日本等，他們常常會到振興醫院來施行一些殘障及肢體障礙的重建手術；因為我的年資最輕，這些學者大多是由我來協助他們做所有工作，包括病人的收集、病情的評估及手術、病人開刀後的追蹤。在這些接觸的過程中，我從這類病人的家屬、他們的家庭中，也了解了很多，更覺

得一位醫生的天職，除了在醫療專長上的發揮外，其實如何去顧慮到病人心靈上的建設應該更重要。

1982年，我有一個很好的機會，在美國醫藥援華促進會的獎學金資助下，到美國紐約州的羅徹斯特大學接受脊椎外科訓練。這個地方有兩位世界級的骨科醫生，Dr. Goldstein及Dr. Donald Chen。Dr. Goldstein是一位脊椎側彎手術的先驅者，所做手術在全美甚至全世界都很有名；Dr. Chen擅長的是自前方的脊椎外科手術，我從他們身上學到了很多。尤其幸運的是，在羅徹斯特大學有一個Spine Cord Injury Model System，這個組織主要是對於脊椎損傷的病人，做一個整合的治療計劃；它與神經外科共同負責，因此，我在這個組織中接受了許多有關頸椎及腰椎這方面的薰陶及訓練。也因此在我回國數年內，發表了幾篇有關頸椎之專題，皆是肇因於此。

我從醫至今，在門診及手術經驗中，看到好多病人，當被告知有骨刺時，流露出無助的眼神，也有許多的家屬，當聽到親友有脊椎方面的疾病又有可能需要手術時，內心徬徨無助。他們提出許多的

問題，我都盡量給予解答；但是，大部分的人都缺乏最基本的醫療知識，尤其脊椎又是一項相當專門的學問，一般的民眾，甚至一些醫療人員也不是很了解。所以今年我終於排除萬難，提筆寫了這本《脊椎骨刺》，內容包括有關脊椎的一些生理、解剖初步介紹。在第3章中特別將坐姿、站姿、睡姿、開車、抬東西……等等，利用簡易圖解繪出，介紹保養方法。由於脊椎是一個蠻「硬」的東西，怎麼樣能使它「軟」一些，讓一般人在閱讀時能接受；我很幸運的找到一位年輕畫家柳佑承先生，他剛自新竹師院畢業，將全書插圖照我的想法盡量以輕鬆方式畫出。

接下來從第4章起則介紹了在臨床上常用的一些名詞、常碰到一些脊椎退化性的疾病及其成因。在第8章中提到了目前常施行之手術及內容，列出手術可能的危險性及脊椎神經傷害比例。然後也針對曾經遭遇到的一些較典型臨床病例，報告其處理方式及結果。最後附錄中整理出常見的脊椎方面專業名詞，讓大家能夠像字典般查詢。以我個人有限的學識，希望對讀者能有所幫助。

　　最後，讓我鼓起勇氣寫這本書的人是國防醫學院的前院長尹在信博士。尹院長是一位神經生理的專家，我從他身上學到了好多好多，他也是我一生最大的鼓勵及支持；這麼多年下來，今天如果說我能有一點小小的成就，我認為我最大的恩人就是尹院長。在序文的結尾，我願以小小篇幅謝謝我的母親高學慧女士，那麼多年一直在我背後慈祥的鼓勵著我，當然，沒有我內人儲繼賢的賢慧，將我的一雙兒女照顧得那麼好，我不會有今天的成果。

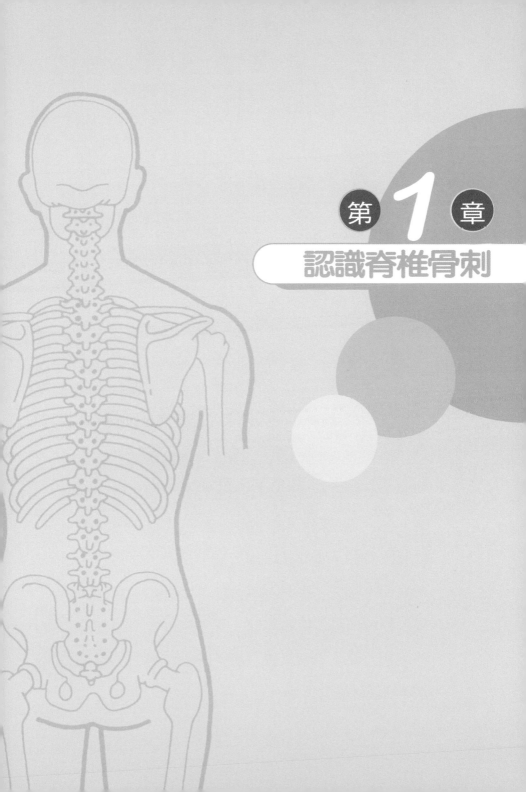

第 **1** 章
認識脊椎骨刺

什麼是骨刺？

　　脊椎是人體的重要構造，為了讓人能夠直立，它一方面有承受身體重量的重要功能，使得人類在進行任何活動、運動及工作時，能有堅固之縱柱支持重量。另一方面，它也形成緻密的保護環境，圍繞由腦到脊髓神經這個操縱人體活動的指揮中心，以免其受到傷害（正常脊椎結構見圖1.1）。當活動力及年齡不斷增加，逐漸形成慢性及長期之壓力，導致脊椎產生退化性變化，因而脊椎體與脊椎體之間及其周邊軟組織產生鈣化現象，即所謂「骨刺」。

　　骨刺是人類骨骼關節由於自然的過程，或過去外傷所引起的一種退化現象，是椎骨與椎骨之關節間失去水分及彈性，產生的贅骨（見圖1.2）。它會引起關節腫脹、發炎、疼痛及變形。在脊椎部位若是走向神經管腔之骨刺，即會壓迫到脊髓神經，因而產生神經壓迫之種種症狀，而這種情況發生在下肢神經時，會造成腳部酸、麻、疼痛或無力的感覺，進而造成日後肌肉萎縮。

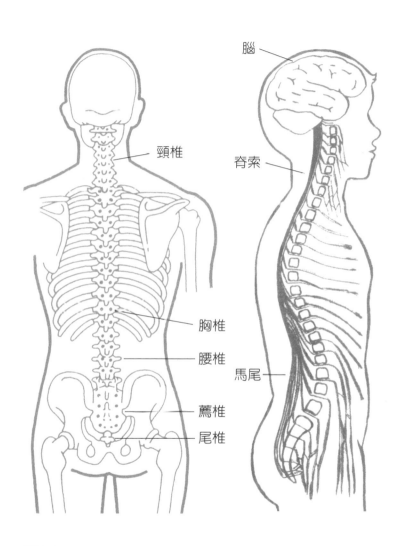

圖1.1

左圖可見人體脊椎、腦部及脊髓的位置，除支撐身體外，並形成一堅固之圍繞架構以保護腦組織及脊椎神經。

右圖可見腦與脊索以及脊索在不同高度分出神經以支配不同之功能。

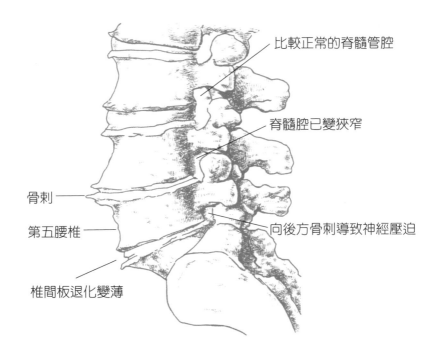

比較正常的脊髓管腔

脊髓腔已變狹窄

骨刺

第五腰椎

向後方骨刺導致神經壓迫

椎間板退化變薄

圖1.2　脊椎退化出現骨刺的情況

脊椎退化出現骨刺，向後方骨刺導致管腔變窄及神經壓迫。

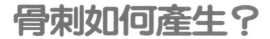

骨刺如何產生？

　　脊椎功能是多元的，一方面它是人體之軸心支柱，承受上、下方之重量。為了在日常生活的活動中，使手腳能有正常之功能，它也必須有平衡各部門之作用；另一方面它必須保護自身的神經組織：脊索及脊神經，因此在神經組織外圍有許多構造，形成層層保護，由最內層至外層排列，計有：髓腔內之腦脊髓液、脂肪組織、黃韌帶、椎板構造、脊椎小關節及其週邊韌帶、脊椎兩旁肌肉，均用來保護人體之重要組織。因此脊椎在此狀況下，既要維持大範圍活動，又需承擔保護、平衡等各式負荷，如此磨損逐漸加諸而來，產生退化情況。

　　脊椎的退化是多方面的，首先在其功能而言，包含有三個階段：功能不良、脊椎不穩定以及最終穩定。也就是在退化之初、中期，許多關節受損，導致許多功能受限制，無法達到正常的活動範圍；其次因為長期之關節壓力，許多關節間軟骨變形、拉長，例如椎間盤的纖維化、鬆弛及拉長；最後在退化之後期，變成所謂的穩定期，也就是以上受損

關節和軟骨因為出現鈣化及纖維化，因此使得退化趨於穩定。但同時也隨之產生病理，例如第四章提及之脊椎腔狹窄症，也就是因為韌帶等鈣化、增生後，使得整個神經腔變狹窄而產生的臨床症狀。退化情況在脊椎本身的變化包括：椎間高度減少、軟骨終板不完整、椎體間硬化、骨刺（贅骨）形成及軟組織增生。而在臨床上出現之現象譬如：神經孔變窄、脊椎關節受損、在壓力過大下骨與骨之間關係位置改變，而有臨床上常見之脊椎前傾（或後傾）滑脫，加上椎間盤鈣化，含水量降低，彈性逐漸流失，因此在重覆的壓力下，產生椎間盤走位等一連串變化。

　　造成脊椎骨刺的原因則可分為如下數種：

(1)長期姿勢不良，導致腰背部壓力增加。

(2)過去的舊傷，許多較年輕病患會出現早期脊椎退化，大多是曾經有過舊傷，未適當處理，加上持續之壓力及年齡漸增，因而發生較早期之脊椎骨刺現象及神經壓迫併發症。

哪些人容易有骨刺？

　　基於前述原因及許多研究顯示：從事長期固定姿勢較少動的職業，得到此類疾病機會較高。如貨車客運、計程車等司機，需要長期坐姿加上活動機會較少；另外長期坐辦公桌也同樣容易有腰酸背痛之症狀。有趣的是研究顯示，長期操作粗重工作，如下田、農場、工地之藍領階級，罹患骨刺之比例卻不會特別增加，這也許是因為這些人長期之訓練使得腰背部及腹部肌肉特別有力，得以支配軀幹之故（見圖1.3）。另外，據筆者在客家地區長期行醫經驗，傳統客家婦女由於年輕時比一般人承擔負重工作較多，等過了更年期後，也就是五十歲後，出現退化性脊椎疾病機會，則較同族群之男性及一般群體為高。

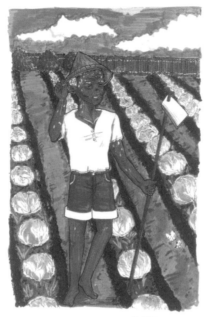

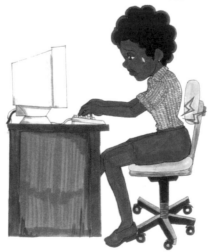

圖1.3

由許多觀察及統計得知長期坐姿不良、運動量少及壓力導致腰酸背痛人口逐漸增加；而戶外工作即使粗重但因同時加強軀幹肌肉力量，因而減輕腰骨負擔，未來產生症狀機會並不高於一般人口。

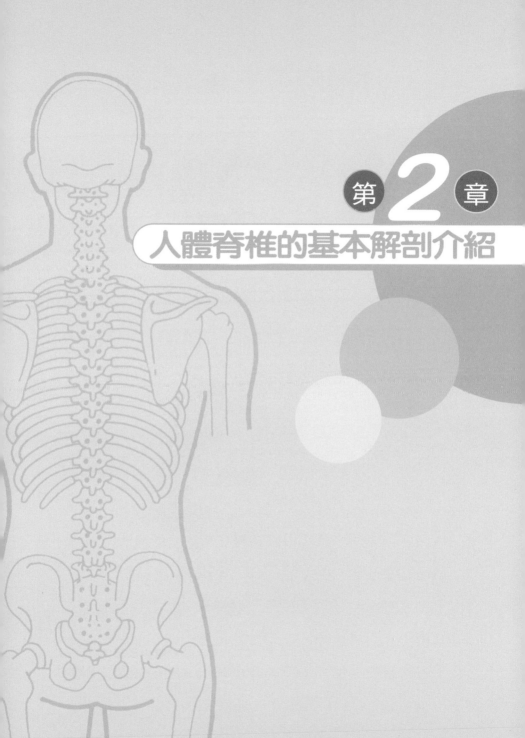

第 **2** 章

人體脊椎的基本解剖介紹

脊椎的生理結構

脊椎是一種統稱，它由骨骼及神經兩部分組成。骨骼部分就是脊柱或脊椎；而神經部分則有脊髓及脊椎神經。

◆ 骨骼部分

脊柱是由幾個部分共同構成的，由上而下分別是：七節頸椎、十二節胸椎、五節腰椎、五節已融合成一大塊之薦椎骨及最後方之四小節尾椎。上方之頸椎與頭顱骨相接，胸椎則與肋骨相連接，再接肩胛帶之骨頭而支撐人體上半身穩定性；下方尾薦椎處，則與骨盆相連接，再接下肢骨骼。而腰椎則連結上、下半身，承受兩方之壓力，以維持整個脊柱之穩定性。正常脊柱之整體外觀，由正面看來是呈直線的，但由側面觀察則呈現 S 型（見圖2.1）。

脊椎本身的穩定度，靠著骨與軟組織兩部分支持；骨的部分由人體前方算起分別是椎體、椎蒂、脊椎關節、椎板及最後方之棘突。軟組織部分則分別有前方之前縱束韌帶、椎骨間的椎間盤、後方之

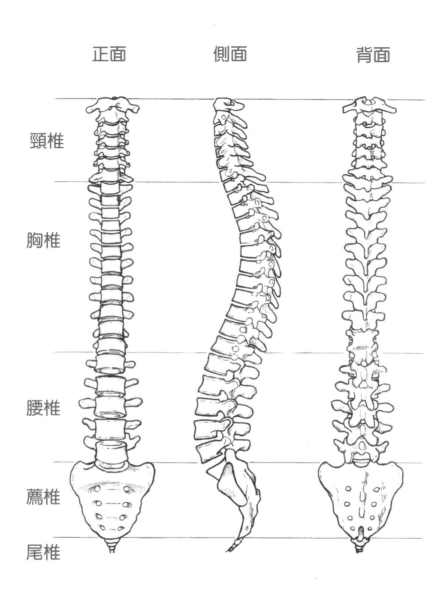

正面　　　　側面　　　　背面

頸椎

胸椎

腰椎

薦椎

尾椎

圖2.1

整個脊柱由頸椎、胸椎、腰椎、薦椎及尾椎五部分形成。自背
面、正面觀察，正常應成直線排列，自側面看來則呈曲線之排
列。

後縱束韌帶、肌腱，加上脊柱兩旁之肌肉群共同形成。須要特別留意的部分是前方椎體與椎體之間的軟骨叫做椎間盤，它的中心部分是膠狀物質謂之髓核，外面包著一層彈性物質謂之纖維環（見圖2.2）。你的背部每天必須承受數千次的搖晃、扭曲，所以椎間盤的作用形同一緩衝物，以減少及吸收整個脊椎骨在受力時所產生的壓力。

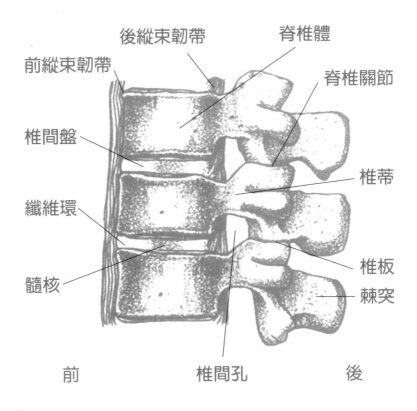

圖2.2　正常脊椎縱切面

◆神經部分

脊髓中央神經部分，又有人稱作脊索（Spinal cord），上方為與腦組織相連接之頸椎脊髓，接著向下是胸椎脊髓、腰椎脊髓，約在第一節腰椎骨下方高度處中止，然後分化出下段神經叢，叫做馬尾，直到末端。在此構造中每一節脊椎處，均有左右一對脊椎神經向身體兩側延伸出來，共三十一對脊椎神經支配上、下肢及軀幹，因此才有正常之功能及手、腳活動（見圖2.3及圖2.4）。

腦及十二對腦神經連同脊髓及脊椎神經部分，合稱為中樞神經系統；脊髓向兩側延伸出來的神經，就叫做週邊神經系統。支配手腳動作的肌肉關節活動均屬此一系統負責。另外有一組特殊神經構造，分別稱作交感神經及副交感神經，組成人體自主神經系統，前者也是自脊髓在胸椎及腰椎兩側分出形成交感神經幹，後者主要來自第三、七、九、十對腦神經及第二、三對薦神經，共同控制人體內臟內分泌腺體等功能的正常運作。

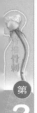

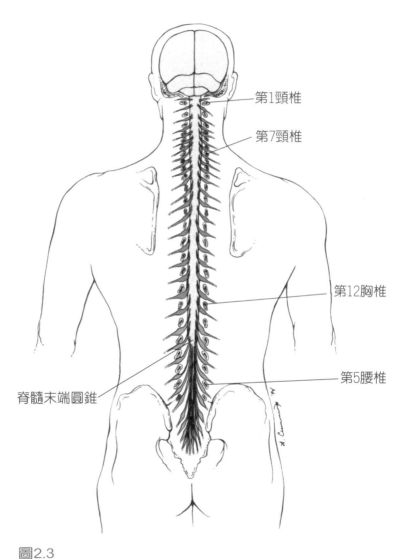

第1頸椎

第7頸椎

第12胸椎

第5腰椎

脊髓末端圓錐

圖2.3
自頸椎到尾椎沿路發射神經至不同部位控制不同功能。

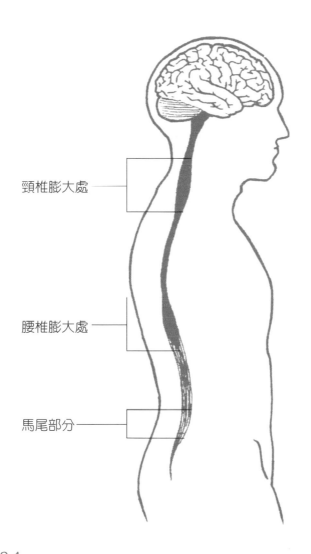

頸椎膨大處

腰椎膨大處

馬尾部分

圖2.4
脊椎神經在人體之上肢、下肢處各形成一膨大處,負責處理較
複雜功能。

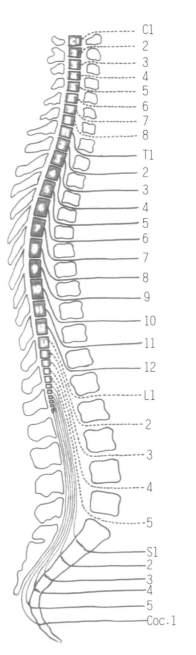

圖2.5 自脊索於不同高度
陸續發射出脊椎神經

頸椎（C1~8）

胸椎（T1~12）

腰椎（L1~5）

薦椎（S1~5）

尾椎（Coc.1）

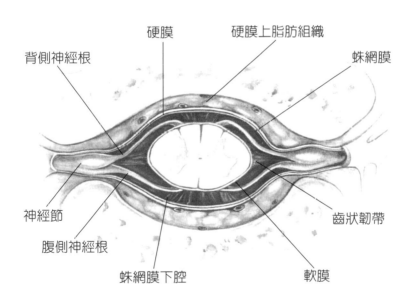

圖2.6 脊索橫切面圖

脊椎解剖與生物力學

　　脊椎是人體位於正中軸心之支持構造，上方有頭部，下方要控制下肢的行走、運動，左右要控制雙手執行較重要活動；此外，在胸椎處又藉著肋骨保護將內臟包圍，下方腰椎及薦椎經由穩定骨盆，聯繫著大腿骨，將所有負荷經此而上傳至脊椎；每一塊脊椎骨之間又藉著所謂「參關節之聯繫」的機轉相連接。

　　所謂「參關節」即是前方有椎體與椎體之椎間盤，加上後方有椎板與椎板以「小關節」相連，而因為不同之高度（頸椎、胸椎、腰椎、薦椎及尾椎）具各不同解剖特性，因此在不同部位有不同的功能表現。如頸椎之上段，即第1節、第2節頸椎，「長相」最特別也最具活動力，因此其「旋轉」功能較好；但是在腰椎其「旋轉」功能則受限制，而以前後彎曲功能較好。當向前方彎腰時，有的人甚至可以手觸及地面，但實際上這項動作卻是藉與大腿骨相連接之髖關節達成，也就是說彎腰以手觸及地面時，80%的活動是發生在髖關節，僅有20%是以腰

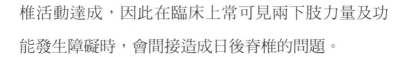

椎活動達成，因此在臨床上常可見兩下肢力量及功能發生障礙時，會間接造成日後脊椎的問題。

我們將不同部位活動之肌肉群分別以簡圖繪出以介紹脊椎功能及活動：

(1)頭部向前彎曲：頭長肌、頭側直肌、頭前直肌。

(2)頭部向後仰：頭夾肌、斜方肌、頭半棘肌、頭長肌、頭後大直肌、頭後小直肌。

(3)頸椎向前彎曲：胸鎖乳突肌、前斜角肌及中斜角肌。

(4)頸椎向後仰：如頸長肌、半棘肌、頸棘肌及最長肌。

(5)頸椎向側面彎曲：利用同側之斜角肌收縮達成。

(6)腰椎向前彎曲：腹直肌、大腰肌及小腰肌。

(7)腰椎向後彎曲：腸肋肌、胸長肌及棘肌、半棘肌等脊豎肌群。

若背部前方彎曲肌肉無力，會產生前凸加大，導致腰部酸痛，不利於腰部的負荷；若背部後仰之肌肉無力，會減少腰部正常生理曲線，許多運動或活動會受限，工作及運動會無力，也可能造成脊椎

之側彎。

　　由於胸椎及腰椎處的椎骨皆各自分開，不像下方融合的薦椎及尾椎，在吸氣及呼氣動作中，藉肋間肌及肋骨之穩定及支持，增加胸腔內壓形成一堅固圓筒，可以支持身體一定負荷；腹橫肌、膈肌在收縮時也會壓迫腹腔，所以整個身體前方可形成一堅固體，吸收一部分負荷。也就是說，吸氣、吐氣的變化如同中國武學中所謂「運氣」，利用身體內部產生的壓力，自然地增加胸廓、腹部之「堅實度」，以達到承受外來負荷及壓力的目的。

　　因此在人體承受重量時，除了後方軀幹及脊椎承重外，前方腹壁肌肉也可吸收30%至50%的負荷，而一般人肌肉訓練多半著重於背部軀幹肌肉，常會導致背部肌肉力量過大而產生腰部前凸現象，而腰部前凸過大時，也是造成下背部疼痛的原因之一。因此談及背部之復健工作，如何加強腰背部以及腹部肌肉力量也是一項重要的目標。

　　以解剖學而言，肌肉下層有不同韌帶，同樣也負責整個脊柱的穩定度，如椎體前方有前縱束韌帶，後方有後縱束韌帶，背部每節脊椎間有棘間韌

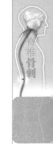

帶、棘上韌帶及黃韌帶。腰部在前屈時，椎間盤的髓核向後移，椎體後方間隙增加，棘突間距離加大，導致後縱束韌帶、黃韌帶、棘間韌帶均呈緊張狀態；反之當腰部向後方伸展時，範圍較前屈時為小，而且前縱束韌帶及背部棘突會相抵觸，使得活動較受限；但在極度後方伸展時，椎體之間隙前方加大，後方縮小，也因而導致椎間孔變小。

腰部側屈範圍不大，但均伴有一部分旋轉之動作成分在內，腰椎旋轉角度很小，但實際測量均可達到42度至50度，這是因為所有腰椎及腰薦椎連結及幅度重疊；而且整個脊柱旋轉主要發生在胸椎合併有肋骨及前方胸骨運動的結果，不過在頸部到胸椎交界處及胸部到腰椎交界處活動度最大，也因此背部在車禍時最常受傷部位多半是胸椎最下方之第12節及腰椎最上方之第1節，而人體最易發生退化部位也多半在頸部下方第5、第6頸椎或是腰部下方之第4、第5腰椎。

談及骨頭組織構造，脊椎骨外層為皮質骨較硬，內層則為海棉骨較軟。而所有支持系統含骨、韌帶、肌肉、肌腱均為人體在胚胎時期的間皮細胞

（Mesothelial）分化而成，因此具有一些相同特性，它們的膠原（Collagen）是類似構造，重要的成分是骨骼（Hydroxyapatite）、軟骨（Proteoglycans）加上水、脂肪、細胞、彈性纖維以及神經、血管共同形成。而目前發展之基因學，就有研究針對不同膠原再生、細胞因子活化而達到人類減少退化之目標，並進一步能達到防止老化目的。

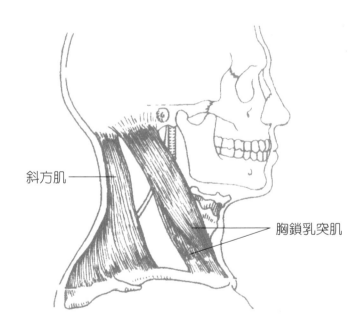

斜方肌

胸鎖乳突肌

圖2.7 頸部側面肌肉

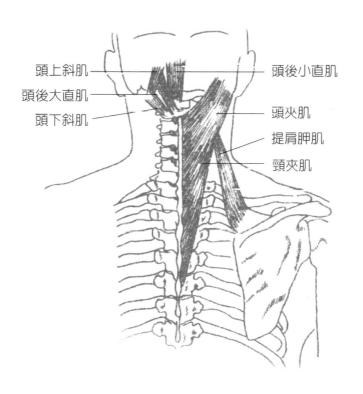

頭上斜肌

頭後大直肌

頭下斜肌

頭後小直肌

頭夾肌

提肩胛肌

頸夾肌

圖2.8 頭頸部後方肌肉

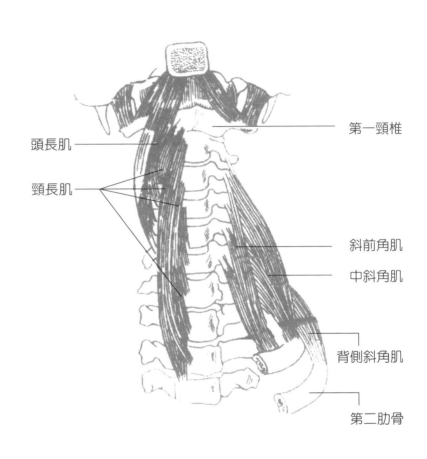

頭長肌

頸長肌

第一頸椎

斜前角肌

中斜角肌

背側斜角肌

第二肋骨

圖2.9 頸部前方深層肌肉

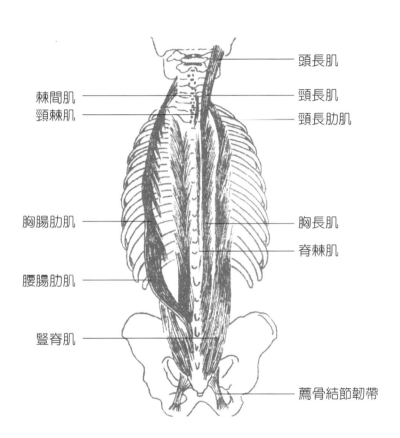

	頭長肌
棘間肌	頸長肌
頸棘肌	頸長肋肌
胸腸肋肌	胸長肌
	脊棘肌
腰腸肋肌	
豎脊肌	
	薦骨結節韌帶

圖2.10 背部肌肉

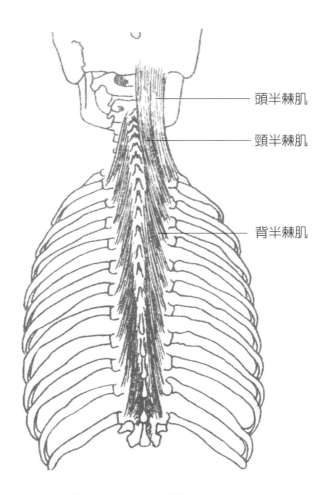

頭半棘肌

頸半棘肌

背半棘肌

圖2.11　背部深層肌肉

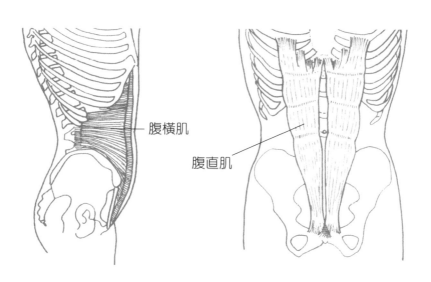

腹橫肌

腹直肌

圖2.12 腹部淺層肌肉

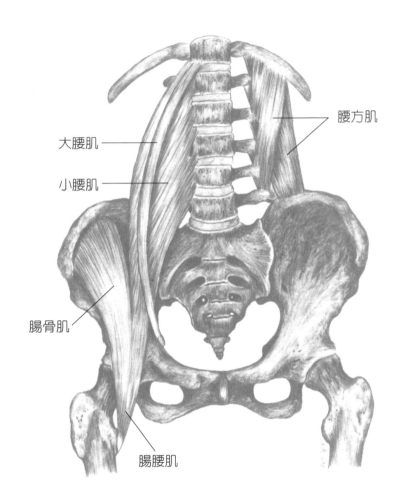

腰方肌

大腰肌

小腰肌

腸骨肌

腸腰肌

圖2.13 腹部深層肌肉

脊椎、脊髓的血液供應

◆ 腰椎、胸椎

　　脊椎就像於人體其他器官構造一樣，必須有血液之供應，其主要來源為「腰椎之節問動脈」，是來自腹主動脈分支。節間動脈在每一節腰椎處，向左右分別延伸，供應椎體、椎蒂及許多骨骼、脊椎腔內的血液循環。

　　胸椎處血液供應也是來自類似腰椎節間動脈之「肋間動脈」，負責胸椎骨骼系統的血液供應。

◆ 頸椎

　　其骨骼構造主由椎骨動脈供應，分別供應到各不同位置。

◆ 脊索

　　整個脊索及下段尾端馬尾部分神經構造，其血液循環主要來自椎骨動脈以及部分來自各不同高度的節間動脈。

　　椎骨動脈起源於鎖骨下動脈（自心臟出來之大

動脈「頭臂幹」的分支）後，自下方第六頸椎橫突孔進入，上昇到腦部基底而入腦部，形成基底動脈。但在其入腦部之前，左右各分出一分支，結合成「前脊椎動脈」，一直延伸下去直到末端，負責主要神經構造之血液供應。

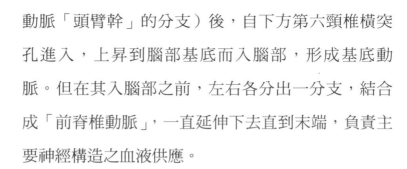

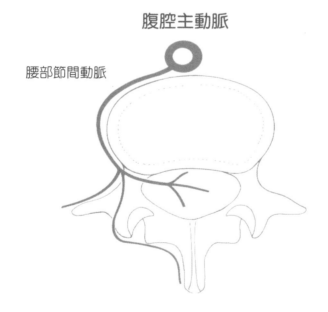

圖2.14 脊椎骨之血液供應圖

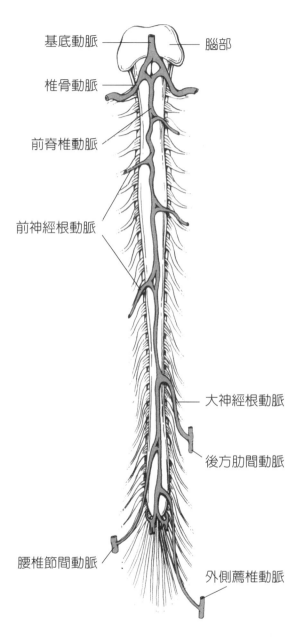

基底動脈 ——　　　　—— 腦部

椎骨動脈 ——

前脊椎動脈 ——

前神經根動脈 ——

　　　　　　　　—— 大神經根動脈

　　　　　　　　—— 後方肋間動脈

腰椎節間動脈 ——

　　　　　　　　—— 外側薦椎動脈

圖2.15　脊索之血液供應圖

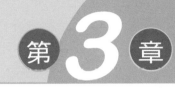

第**3**章
日常生活的脊椎保健

脊椎承受壓力簡介

要了解脊椎承受壓力前，首先要知道脊椎能進

行活動的範圍：

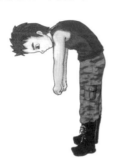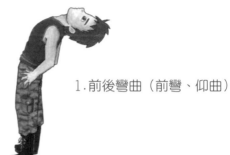

1.前後彎曲（前彎、仰曲）

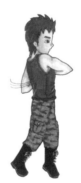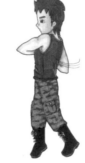

2.旋轉（右旋轉、左旋轉）

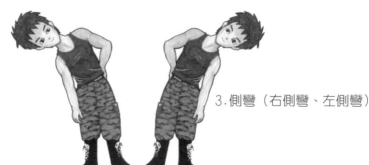

3.側彎（右側彎、左側彎）

圖3.1 脊椎主要活動

而在圖3.2顯示不同部位之活動範圍：

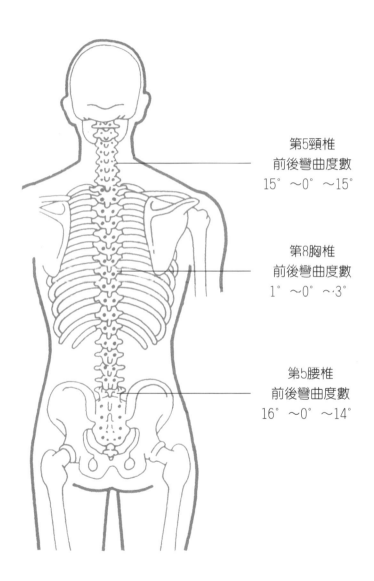

第5頸椎
前後彎曲度數
15°～0°～15°

第8胸椎
前後彎曲度數
1°～0°～3°

第5腰椎
前後彎曲度數
16°～0°～14°

圖3.2　脊椎主要活動範圍

由圖3.2中可知頸椎、腰椎是活動範圍較大的位置，因此頸椎的下方（第5、第6、第7節頸椎）及腰椎的下方（第4、第5節腰椎及第1節薦椎）是承受最多壓力、最易退化，也是最容易產生骨刺及神經壓迫的位置。

　　圖3.3是1960年由Dr. Nachemson AL發表，幾乎所有背部衛教觀念介紹均以此為範本，其內容主要顯示人體在不同姿勢時腰椎所承受的壓力，壓力愈高，當然就較不舒服，也就是該動作不宜持續太久時間。

　　由圖可簡單歸納出一些結論：

(1) 假設人體躺著時壓力最低（圖中顯示壓力為25時），站姿壓力較高（壓力為100），而坐姿壓力更高（壓力為140），所以坐太久比站久之壓力更高，更不宜。

(2) 坐姿及站姿如果向前弓著腰則更不宜，更會導致脊椎部分不舒服。

(3) 活動量大、忙碌或負重工作者，如果能隨時抽空休息10到20分鐘，對減輕脊椎壓力有很大幫助。

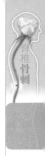

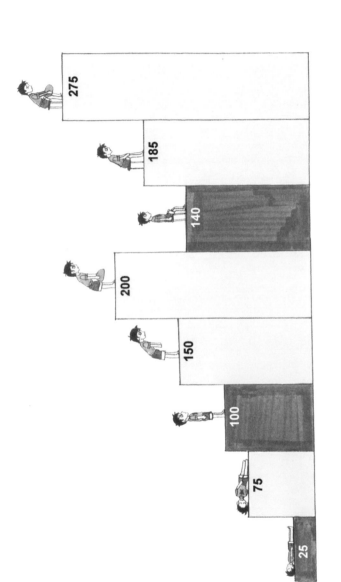

圖3.3 不同姿勢腰椎承受的壓力

　　圖3.4則標明頸椎在不同姿勢時所承受之壓力，由圖可看出：

(1) 人體在睡姿時，頸椎壓力最低，假設為1，則頭部直立時即為1.5，而頭低垂時則為2，向後仰時壓力最高為3。

(2) 以頸部角度而言，日常生活中宜避免持續向後仰姿勢過久。

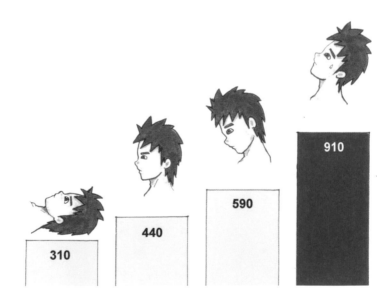

圖3.4　頸椎在不同姿勢時所承受壓力

正確姿勢

　　有正確的知識，就可以減少肌肉壓力及過度負擔，日常生活各種姿勢及動作，如抬物、坐姿、站姿、睡姿、出力推物、開車及上下車動作……皆有需要注意的事項，我們將以簡單圖解重點說明。

　　但需注意的是：無論何種動作，固然採取正確姿勢非常重要，但仍不宜維持太久時間；所以最好的姿勢是：儘量維持每個動作的正確，且必須間歇性變換姿勢，以減少同一動作因時間太久而產生關節壓力。

◆坐姿

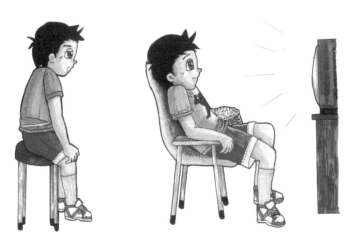

圖3.5　不正確坐姿

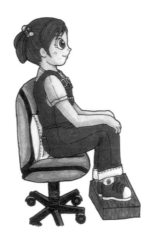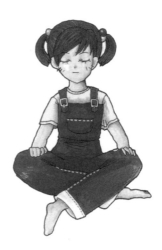

圖3.6　正確坐姿

　　坐姿應注意：

(1)任何姿勢固定久了均不宜，所以再好的姿勢，坐
　　久了也得要換換。

(2)椅子不要太高，膝蓋應微高於臀部。

(3)起身時手扶一下椅背或桌面，可減少腰部負擔。

(4)盤腿坐（單腳或雙腳）有時可舒緩背部壓力。

◆站姿

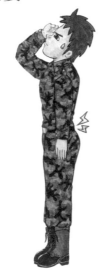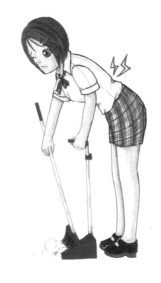

直立時背後曲度不宜過大。　　　踮著腳、弓著腰之姿勢不宜。

圖3.7　不正確站姿

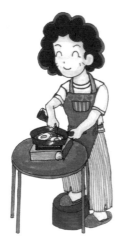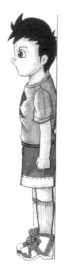

站立時輪流以一腳踩在小凳子上。　背後較平，重心在腳前端。

圖3.8　正確站姿

站姿應注意：

(1)任何站姿固定久了均不宜，應改變一下，如坐或
　　蹲一下。

(2)站立時若須彎腰，則最好有一小腳凳踩著較好。

(3)增加下背部前凸弧度之姿勢，久站較不宜。

(4)把身體重量放在兩腳大拇趾，較有利於減少腰部
　　負擔。

◆睡姿

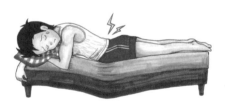

趴著睡不宜。

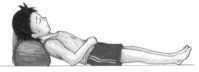

枕頭不宜太高或超過肩膀。

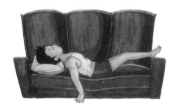

睡沙發不宜。

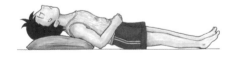

平睡時肩超過枕頭不宜。

圖3.9　不正確睡姿

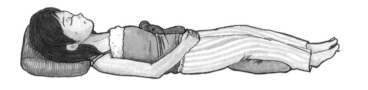

平睡枕頭高度適中，膝下墊枕頭。

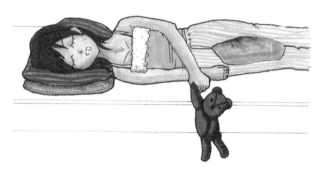

側睡時枕頭加高。

圖3.10　正確睡姿

睡姿需注意：

(1)平睡（仰姿）最好膝下安置一小枕頭，使膝微彎較好；要使用枕頭，但不宜太高。

(2)側睡時，枕頭之高度要調整。

(3)俯睡（趴著睡）不宜。

(4)起床時要先側姿，手扶著起來，再下床，直接仰臥起坐起來較不宜。

◆抬重物姿勢

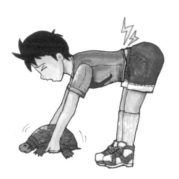

直腳、弓著腰取物不宜。

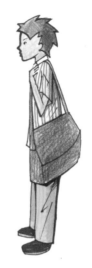

身上重物一有機會立即放下，
勿持續有重物在身。

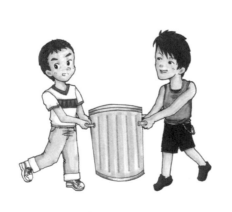

太重物品務必兩人分擔。

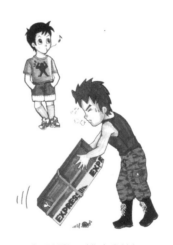

勿勉強，找人幫忙。

圖3.11 不正確之抬物姿勢

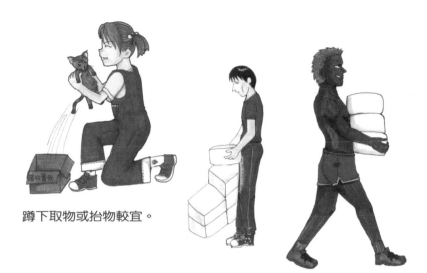

蹲下取物或抬物較宜。

量力而為，力小拿輕的，力大拿重的。

圖3.12 正確之抬物姿勢

抬重物時應注意：

(1)抬重物對下背痛而言，是排名第一、最須注意之
　事，能避免盡量避免，需別人幫忙時，一定要找
　人幫忙。

(2)抬物時一定要蹲下抬物，勿彎著腰、直著腳抬物

(3)重物在身時，時間能短則短。

(4)抬物時，物體靠近身體比遠離身體好。

◆高處取物姿勢

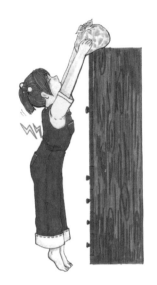

圖3.13　不正確高處取物

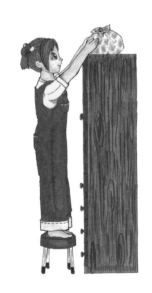

圖3.14　正確高處取物

　　高處取物或放物品時不應勉強，放或取高處物品時，最好先踩一腳凳再放或取物較不易造成頸部或背部壓力。

◆推拉動作

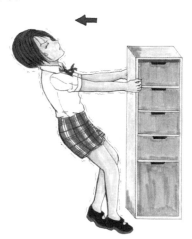

圖3.15　不正確推拉動作

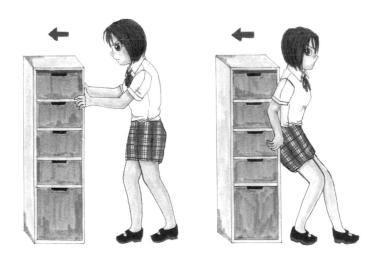

圖3.16　正確推拉動作

　　一般而言推比拉安全，較大物件，面朝相反方向較安全。最好是背靠著物品，用雙腿力量推。

◆開車姿勢

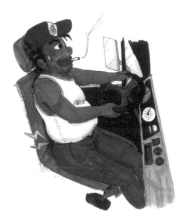

圖3.17　不正確開車姿勢

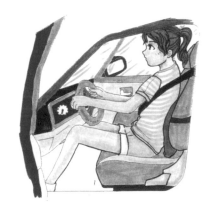

圖3.18　正確開車姿勢

　　開車時應注意：

(1)開車時應該把椅子拉近方向盤，盡量使膝蓋高於
　　臀部；這會將你的背部拉平。

(2)身體應該靠著椅背，不要往前傾。

(3)長途開車時，應多下來舒展筋骨。

◆上下車姿勢

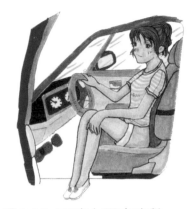

圖3.19　正確上下車姿勢

上下車時應注意：

(1)下車時，全身向外轉，兩腳著地後再下車。

(2)上車時也一樣，只是把程序倒過來。先面對車門
坐下來，兩腳一起與身體轉動，以免扭曲背部。

(3)上下車時，記得不要扭轉背部。

減少腰酸背痛的運動

日常生活中有很多狀況都對脊椎不利，例如咳嗽、打噴嚏、直著腳弓著腰自地上取物、掂腳尖從高處取重物、穿著高跟鞋、體重過重……等，有這些狀況時都可能造成腰酸背痛，我們可以藉由一些運動來減少酸痛。

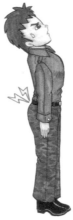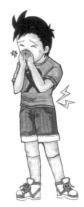

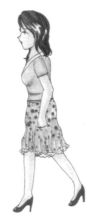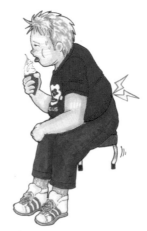

圖3.20 日常生活中不利於脊椎的狀況

◆抱膝運動

　　雙手抱膝，緩慢拉至胸部，穩住，並默數到5才鬆開，重複5次。宜緩慢放下，並對另一膝做同樣動作，有時可換抱兩膝做運動。頭部若能抬起15度離開地面，則更能加強運動效果。

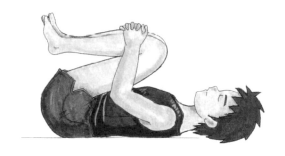

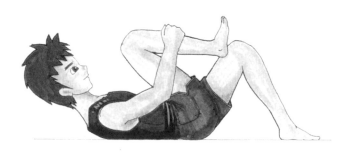

圖3.21　抱膝運動

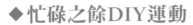

◆忙碌之餘DIY運動

　　將兩腳於膝處墊高平躺10分鐘，或盤腿坐（交替左右側），均可舒緩背部壓力。另外做個蹲下姿勢以雙手撐住椅背持續3分鐘，或坐在椅上前彎讓頭部低過兩膝持續3分鐘，以上動作可重複施行。

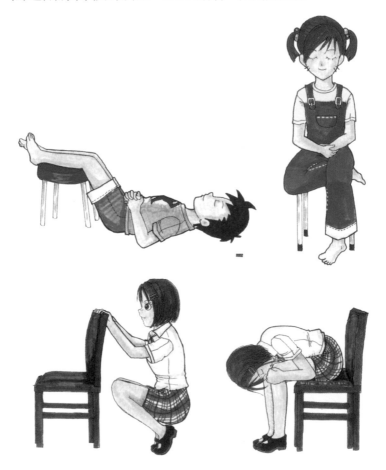

圖3.22

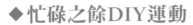

減少頸部酸痛的運動

　　向前低頭及向後仰頭均會增加頸部壓力，因此不宜維持過久，務必變換姿勢及朝四邊轉轉頭，緩解頸部之酸痛。

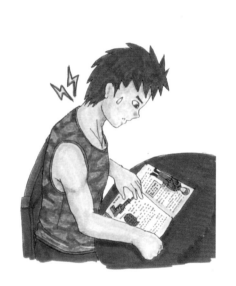

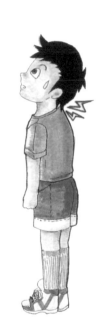

長時間低頭　　　　　　　　　長時間頸部上仰

圖3.23　對頸部不利的姿勢

◆等長運動

先以右手頂住右側頭部，頭向右側出力持續5
秒；再以左手頂住左側頭部，頭向左側出力持續5
秒；如此重覆於頭部前方及後方。此種運動能加強
頸部四週的肌力，減輕頸部圍繞肌肉之壓力。

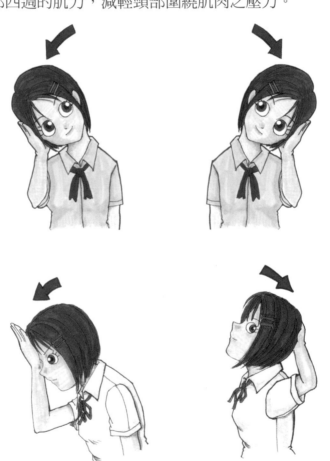

圖3.24 頸部等長運動

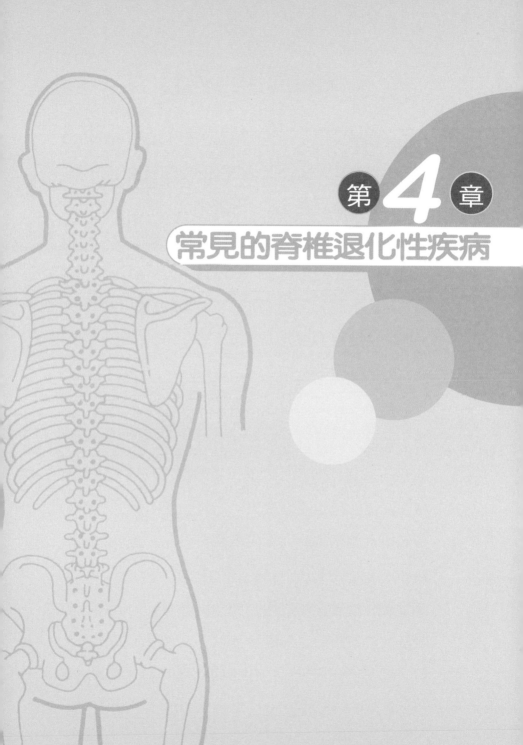

第4章

常見的脊椎退化性疾病

椎間盤突出

　　椎間盤突出（Herniation of Intervertebral Disc，簡稱HIVD），是一種神經壓迫現象。正如在第1章所介紹的，人體的脊椎構造是一節一節脊椎骨重疊而成，每節之間均有一緩衝軟骨墊，就叫做椎間盤。由於它的角色是吸收每日人體所有活動，例如站、跑、跳、運動、負重……等所有壓力，因此它所承受的壓力很大，導致人類在超過一定年齡即會出現明顯退化。

　　許多生理研究顯示，椎間盤大部分是由水合成的，在兒童期其水含量有90％以上，一旦年齡超過60歲，就降低到70％以下，它的厚度減少，膨脹能力下降，彈性也逐漸喪矢，若是出現有較大負重，腰部便承受過大壓力，使軟骨墊核心，也就是稱為髓核（Nucleus pulposus）的物質，會向後方溢出到脊椎骨的神經管腔內，導致神經壓迫，因而產生腰部酸痛或伴有下肢酸麻症狀，當然壓迫到不同部位，會有不同表現，這種疾病就是所謂的椎間盤突出（見圖4.1）。

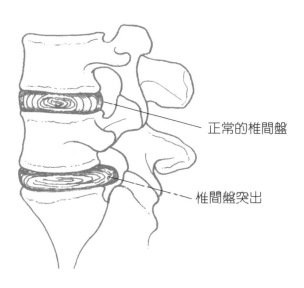

正常的椎間盤

椎間盤突出

圖4.1

椎間盤作用為椎體間緩衝物，若承受不當壓力導致向後方溢
出，即形成椎間盤突出。

脊椎腔狹窄症

顧名思義，脊椎腔狹窄症（Spinal stenosis）即是因為脊椎骨的神經管腔空間變得狹窄，導致神經受到壓迫，使供應神經養分的脊髓液流動受阻而產生的病症。

脊椎腔狹窄症與椎間盤突出同樣都出現神經壓迫症狀，但前者具有一些較不一樣的特性：

(1)發生年齡較大，多半要大於50歲以上較易產生。

(2)神經壓迫症狀會出現一種「神經性跛行」的臨床現象，也就是病患在走路時會出現走不遠、走不久現象，走多一些路，即必須休息一下，才能再繼續走。而這種現象隨著病情嚴重會越來越走不遠、走不久（見圖4.2、圖4.3）。

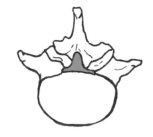

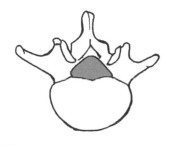

圖4.2

左圖為正常之脊椎管腔形狀，右圖顯示脊椎腔狹窄時，管腔變形及變窄。

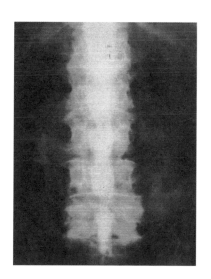

圖4.3

圖為打入顯影劑之脊髓攝影，本來通暢之神經由於脊椎腔狹窄壓迫變為一節一節。

脊椎側彎症

本書內容所提及之脊椎側彎與一般常說的「特異性脊椎側彎」不同，我們的重點放在脊椎因退化導致受到不正常或不均勻壓力，因而產生脊椎側彎，這種情況形成之側彎多半彎曲度數較小，且出現的臨床症狀多為脊椎關節退化導致關節炎形成酸痛及神經壓迫。

脊椎前傾滑脫症
與後傾滑脫症

脊椎前傾、後傾滑脫症最主要特徵可以在 X 光檢查中看出，也就是說正常人之椎骨排列由上至下都是整齊且正對的一直線（見圖4.4、圖4.5之說明），但是前傾滑脫症病患的 X 光則出現上、下節椎骨走位。因此這種症狀多半會壓迫到神經，在其治療考慮上，較傾向進行手術，而且多半必須加上金屬鋼釘、鋼板作矯正，再加上椎骨融合術來增加穩定性。

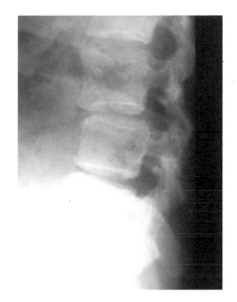

圖4.4
腰椎出現不穩定及滑脫、走位現象，導致神經受壓迫。

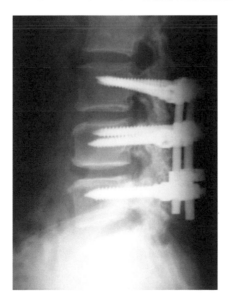

圖4.5
施行減壓及鈦金屬內固定矯正後X光之表現。

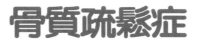

骨質疏鬆症

　　基本上骨質疏鬆症與骨關節退化（骨刺）是完全不同的疾病。雖然二者皆是隨年紀增長而產生，但其成因、引起病變及對人體影響卻大不相同：骨質疏鬆症可歸納為一種化學變化，或是人體特殊代謝引發之變化；而骨刺卻是一種物理性或長期壓力導致關節變形之產物，因此這兩種疾病在治療上也有不同方向。

　　骨質疏鬆症主因是鈣質不足，骨骼代謝平衡失常，導致骨骼密度降低，因而產生骨骼強度變弱，容易受外力而折斷，常發生部位如手腕、脊椎、髖關節等受力較大之部位。其治療須注意骨骼有充分營養及適度運動，加強鈣質吸收這方面則要考慮許多因素之相互影響，如荷爾蒙、肝功能、腎功能、甲狀腺……等。而骨關節退化，則是長期關節壓力及受力，使得骨與骨接觸面磨擦太多、太大，導致骨骼硬化及變形。其治療則強調減輕關節壓力及負荷，增加受壓關節之肌肉力量及避免進一步變形，若已產生嚴重變形則須以手術矯正（見圖4.6）。

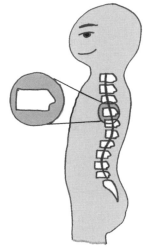

年輕之脊椎曲線

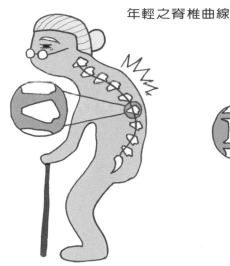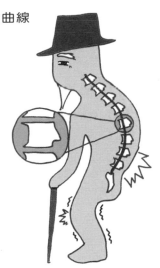

骨質疏鬆者
會駝背變形，椎體多處會變
扁，背部會疼痛無力，有時
會到胸郭側面疼痛。

脊椎退化者
較輕微之駝背變形，椎體會出
現骨刺（贅骨），多半會伴有
腳部之無力、酸、軟，有時會
伴有他處之退化如膝關節。

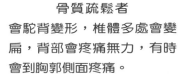

圖4.6

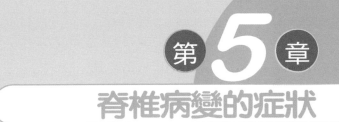

第5章
脊椎病變的症狀

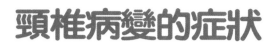

頸椎病變的症狀

　　脊椎各部位之活動範圍中，頸椎下方（第5至第7頸椎）及腰椎下方（第4及第5腰椎）之活動範圍最大，這是為了配合人體日常活動所需，但所帶來的影響則是此二部位由於大量動作產生之負荷及壓力也較大，退化及日後骨刺的機會相形提高。也就是說臨床上只要提及脊椎骨刺，此部位大概可涵蓋95%之發生率。因此本章將重點放在此處。

　　當頸椎骨有退化性病灶時，70%以上病患會出現有頸部後方酸、疼痛及僵硬現象，使得脖子在轉動時受到限制；尤其是長時間低頭工作，脖子後方變得疼痛及僵硬，肩膀和頭部後方有時也會出現「重重的感覺」。17%以上病患除了頸部症狀之外，會伴有酸麻的現象反射到左或右上肢；因此在臨床上最常聽見病患主訴是：「我的脖子好酸、好緊，肩膀重重的，手會覺得酸軟，有點使不上力也有些麻麻的，頭有時會痛。」

　　此外據筆者於2004年的病例發表，在155位頸椎退化並接受頸椎手術病例中，男女人數分別是65

與90，女性佔58%，略多於男性。年齡分佈由23歲到79歲，平均手術時年齡是44.6歲，其中小於30歲比例佔5.2%，大於70歲佔8.4%，40歲到60歲之分布最多，佔56.1%，而大於60歲以上接受手術的比例也不低，約23.9%。我們統計了病患出現症狀到就診的時間：一個月內就診者比例最低，僅佔4.5%，半年內就診者則有38%，症狀拖了許久甚至經年者也為數不少，佔23.9%。我們也發現頸椎骨刺患者伴有頭痛（枕骨後頭痛）之比例為18%，但是臨床上僅有脖子疼痛卻不伴有上肢症狀者的比例有12.3%（見表5.1說明）。

症狀	人數	（百分比）
只有頸痛	19	（12.3%）
頸痛+左上肢反射症狀	32	（20.6%）
頸痛+右上肢反射症狀	37	（23.9%）
只有左上肢症狀	23	（14.8%）
只有右上肢症狀	24	（15.5%）
頸痛+兩上肢症狀者 (其中12例僅兩上肢症狀)	20	（12.9%）
伴有頭痛症狀者 (suboccipital headache)	28	（18%）
伴有肩關節僵硬者	35	（22.6%）
伴有肌肉無力者	36	（23.2%）

表5.1 退化性頸椎病變接受手術者症狀統計

腰椎病變的症狀

　　許多病史在就診時均會以「腰酸背痛」一詞來形容腰部症狀，但事實上症狀變異性也很多。典型椎間盤突出之臨床症狀應該包含有「下背部酸痛，站久或坐久均撐不住；左腿或右腿會酸、麻；拿重的東西後，腰就會很酸痛」。其不舒服症狀之分佈現象見圖5.1。

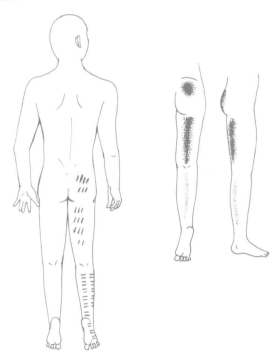

圖5.1

典型之坐骨神經痛會有酸、麻、疼痛或無力現象，圖中顯示症狀傳至下肢之分佈。

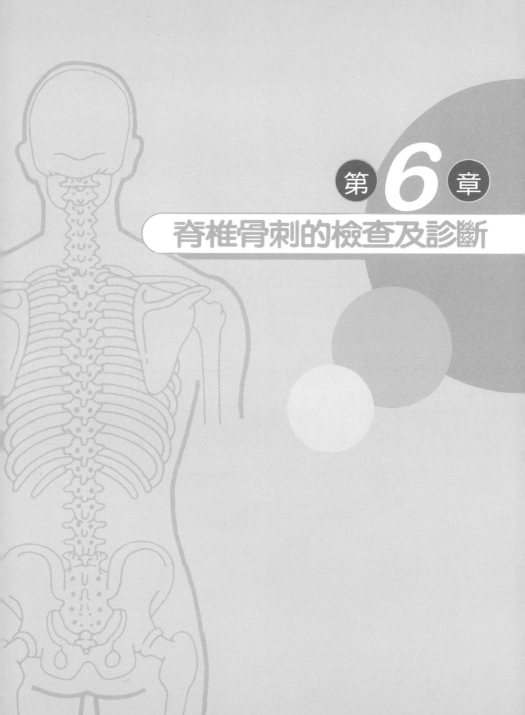

第 **6** 章

脊椎骨刺的檢查及診斷

脊椎骨刺的臨床特徵

　　要確定診斷神經受到壓迫，必須有臨床特徵加上放射線檢查出現特徵兩項條件。當神經受到壓迫時，主要會出現以下三種臨床症狀：

(1)影響感覺神經，也就是受影響之肢體，會出現有麻木及感覺較遲鈍現象（也有些狀況是出現灼熱感或異常觸感疼痛之現象）。

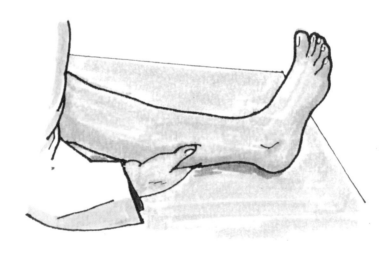

圖6.1　神經支配區感覺麻木

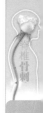

(2)影響運動神經。病患肌肉會較無力，當然這必須
　　視哪一條神經受壓迫，這條神經所支配之肌肉會
　　出現無力現象，如果神經受壓迫時間較久，會導
　　致肌肉萎縮的不良結果。

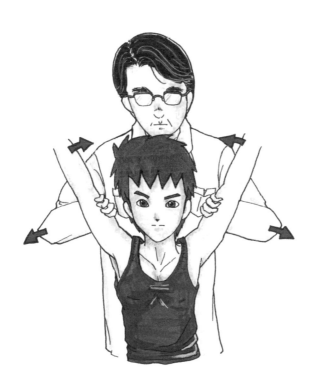

圖6.2　肌肉無力

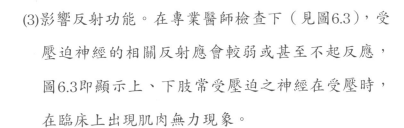

(3)影響反射功能。在專業醫師檢查下（見圖6.3），受
　　壓迫神經的相關反射應會較弱或甚至不起反應，
　　圖6.3即顯示上、下肢常受壓迫之神經在受壓時，
　　在臨床上出現肌肉無力現象。

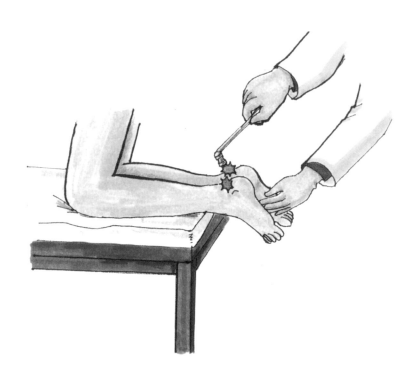

圖6.3　神經反射受影響

常用的放射線檢查

　　診斷脊椎骨刺最常需要之放射線檢查，一是普通Ｘ光，二是脊髓攝影檢查，三是電腦斷層掃描，四是核磁共振檢查。

◆ 普通Ｘ光檢查

　　這是最基本的一項資料，Ｘ光可以顯示出脊椎骨整個外型排列整齊與否，有無錯位、退化症狀及有無明顯之病理病灶。有時候臨床上會加照一些特殊角度以張顯出病灶存在。

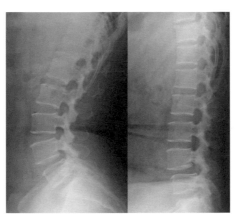

圖6.4　特殊角度之Ｘ光攝影顯示出病灶

圖為一名年47歲女性之腰椎Ｘ光攝影，左圖為正常攝影顯示正常，右圖則在使用壓力攝影後出現下方第4及第5腰椎走位（前傾滑脫）現象。

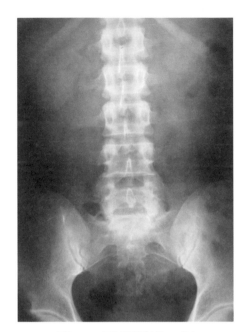

圖6.5 正常腰椎Ｘ光

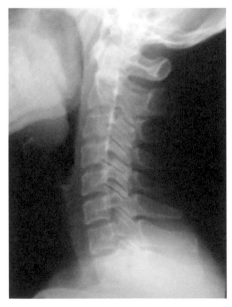

圖6.6 正常頸椎Ｘ光

◆ 脊髓顯影檢查

由於脊椎骨刺的許多病灶是軟組織結構，所以一般常規X光無法顯示出來，如第4章提到的椎間盤突出，其軟骨突出之正確位置及嚴重狀況，均必須看到神經構造才能確定，因此如何使神經之軟組織顯影出來是非常重要的。

這種檢查在過去是為病患注入脊椎腔內碘製劑，顯示出神經後，再加上X光即可獲得較正確診斷，但是病患對藥物均有很大不適反應，後來才改成水溶性顯影劑，也使用較細注射針頭，減少了許多藥物影響。但因為脊椎穿刺的緣故，仍有少部分病患做過檢查後會有暫時性頭痛及頸部僵硬反應。

◆ 電腦斷層檢查

以往的X光檢查只能顯示骨骼狀況，對於許多病灶，如軟骨、肌肉及一些病理問題，則無法發現。現在電腦斷層檢查能清晰顯示出不同組織的對比，因此對於脊椎問題，尤其是神經壓迫較易診斷。臨床上多半配合脊髓攝影一起施行，更能清楚診斷出神經受壓迫的狀況。

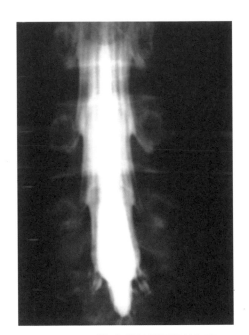

圖6.7 正常之腰椎顯影檢查

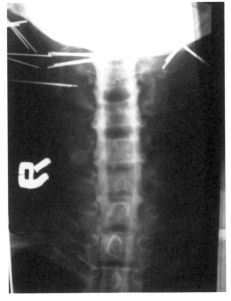

圖6.8 正常之頸椎顯影檢查

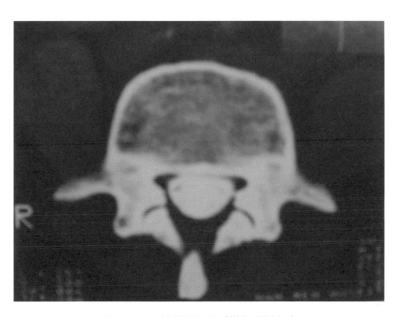

圖6.9　正常腰椎電腦斷層檢查

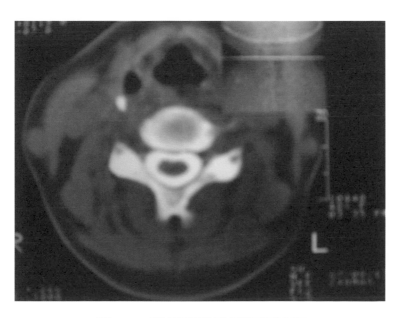

圖6.10　正常頸椎電腦斷層檢查

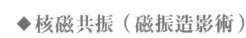
◆核磁共振（磁振造影術）

電腦斷層檢查固然在脊病變診斷上有很大的幫助，但是許多脊髓攝影檢查的副作用也的確帶來一些困擾；自從核磁共振檢查開始廣泛的推展開來後，在疾病診斷上帶來新的突破。

核磁造影不具輻射性，因此減少了病患吸收輻射線之顧慮，其最大優點在於提高軟組織之對比及解析度，並利用不同參數呈現組織特性，因此對於疾病判讀有更新的進展。以往必須將造影劑打入脊椎腔內，再進行Ｘ光攝影檢查，至今幾乎已皆可用磁振造影術取代。

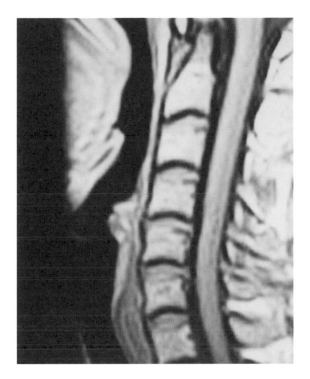

圖6.11 核磁共振檢查
核磁共振的檢查已能更明顯顯現骨骼、軟組織之對比及解析
度,也提昇了病灶判斷的準確性。

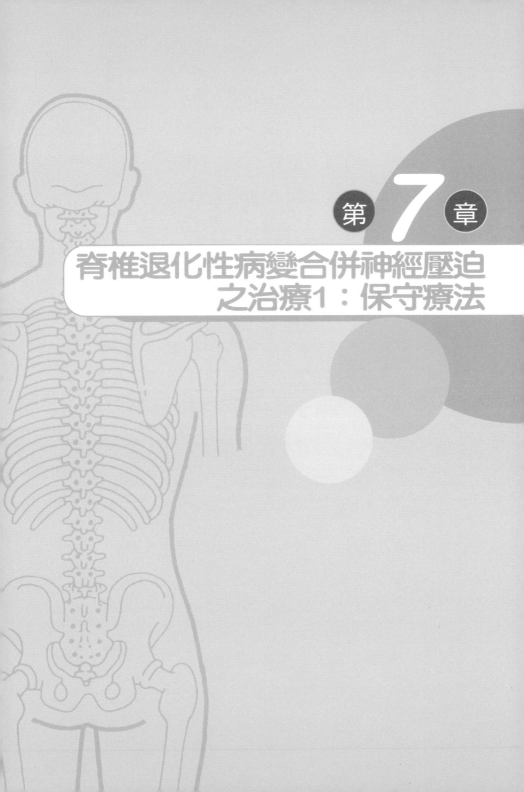

第 **7** 章

脊椎退化性病變合併神經壓迫
之治療1：保守療法

　　脊椎退化性病變的治療，基本上均不以手術為優先考慮；也就是說通常以保守療法為優先，希望盡量從背部適當運動、合理保護、減低脊椎的壓力、肌肉之緊張度及脊椎之負荷，以期進一步達到減少神經壓迫。一般而言，保守療法可分為消極及積極二大治療原則：

　　消極的方法：

(1)減少壓力及負荷，如前章所提及之適當姿勢、少提重物、減少不當姿勢……等。還有如背架、頸圈、石膏等的使用以保護關節。

(2)減少肌肉緊張度，使用復健的方式，如熱敷、牽引、電療……。

(3)減少受傷機會：如避免運動傷害等。

(4)使用消炎止痛藥物，減少疼痛爭取身體之復原能力。

　　積極的方法：

　　增加肌肉力量及骨骼堅硬度，以期對抗受傷的機會，間接減少脊椎負荷，並減緩退化速度。

　　以下將進一步介紹各種治療方法及使用原則。

背架、頸圈的使用

◆背架種類及穿著原則

常見之背架有：較強固有力如石膏（圖7.1）、泰勒式背架（圖7.2）、波士頓背架（圖7.3）等；較鬆軟如有鋼條的束腰、輕便束腹。穿上束腰或背架後，對於減輕背部壓力及緩解疼痛皆有幫助，但是要選擇哪一種形式背架則視病情需固定程度決定。原則上腰越沒力量、脊椎越不穩定者，需要較強固背架；反之，症狀出現時間短或僅須減輕暫時壓力，則可用較輕便的束腹即可。

另外須注意的是：在處理脊椎退化最重要原則是訓練背部及腹部肌肉力量，以減輕脊柱負擔。穿著背架固然可減輕背部肌肉之痙攣及緊張，但是穿著不當或穿著時間太久，也會使得肌肉力量減弱，導致脊椎狀況更惡化，所以其間之拿捏，必須由專業醫生給予建議決定。

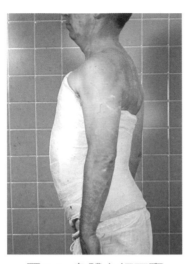

圖7.1　身體上打石膏

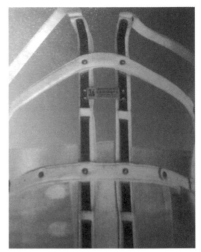

圖7.2　泰勒式背架

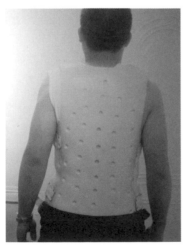

圖7.3　波士頓背架

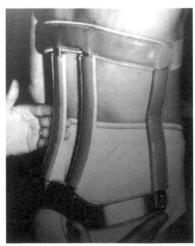

圖7.4　武士型硬背架

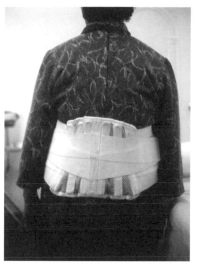

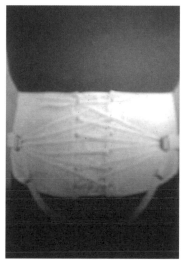

圖7.5　腰部軟背架　　　　圖7.6　束腹型背架

◆頸圈種類及穿著原則

頸圈穿著之主要目的是：

(1)提供較堅固之外在保護力量，保護頸部避免進一
　　步受傷。

(2)減少頸部肌肉之痙攣，以緩和肌肉緊張。

(3)提供一部分矯正作用。

臨床上使用何種形式頸圈則視病患狀況決定。
一般而言，因發炎、肌肉緊張或頸椎退化接受手術
後，只需略加固定及保護即可，則使用簡單的頸圈

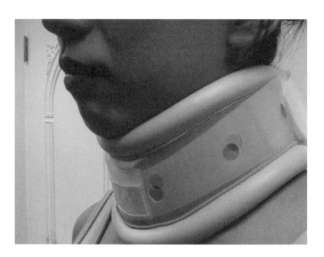

（見圖7.7）。這種頸圈簡單、容易穿著，也最常使用，但其提供的固定則不足。若有骨折或緊急神經受傷的危險時，則需使用較牢固頸圈，如費城式頸圈（見圖7.8）或頭圈背心式頸圈（見圖7.9），方可提供較牢靠之保護力量。

圖7.7　一般簡單式頸圈

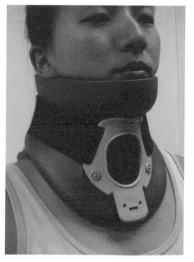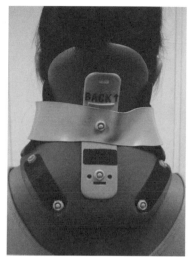

圖7.8 費城式頸圈

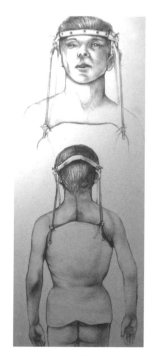

圖7.9 頭圈背心式頸圈

復健的類型及實際療效

　　所謂的復健，簡單而言，就是利用聲波、熱、光、電、機械牽引、按摩等物理方法減輕肌肉壓力，以達到穩定病情、減輕症狀之目的。復健常見種類如下：

◆淺部之熱療

　　如熱療（電毯、熱毛巾）、紅外線等均能達成簡單、有效的肌肉鬆弛作用。

◆深部之透熱

　　前述淺部熱療的確有效，但其效果不能持久。而深部透熱，可以達到深層肌肉放鬆、促進血液循環及止痛作用，這一類的方法例如：超音波、短波……等。

◆電療

　　在一般復健室常施行所謂「電療」，事實上是包含許多不同模式治療方法：有利用「電刺激」達到

肌肉收縮目的，有利用「經皮電刺激」刺激神經來達到止痛目的，也有利用「向量干擾波」達到放鬆肌肉及清除水腫效果，「低能量雷射」也可達到細胞活化，並可治療許多軟組織疾病，如肌腱炎、肌肉肌膜疼痛症候群等。

◆牽引

在復健室經常施行的頸部及腰部牽引，雖然並非對每個病人都有效，但的確對於減輕脖子及下背痛之壓力、疼痛緩解有相當效果。牽引治療有幾個好處：

(1)減輕脊椎壓力。假設我們平睡時腰部有30公斤壓力，在施行牽引時，壓力可降到10公斤左右。

(2)可增加椎體間距離。椎間盤突出時，由於軟骨溢出，常會導致椎骨間距離變窄，使病情惡化，而牽引可減輕及拉開其間距離，因而減輕對神經的壓迫。

(3)牽引有間接強迫病患完全臥床休息，使肌肉得以鬆弛，達到減輕壓力之目的。

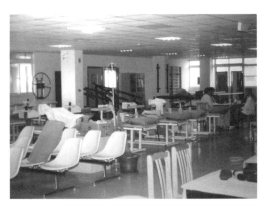

圖7.10　好的復健室能提供適當的物理治療

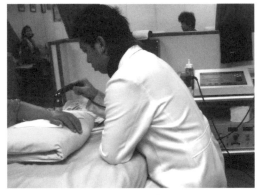

圖7.11　超音波

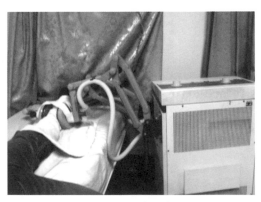

圖7.12　短波

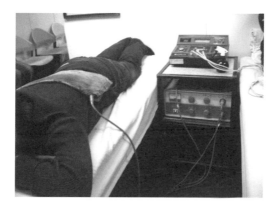

圖7.13 電刺激

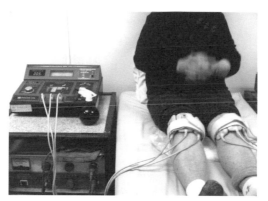

圖7.14 經皮電刺激

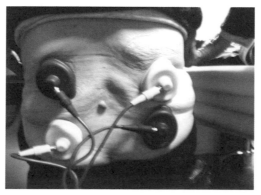

圖7.15 向量干擾波

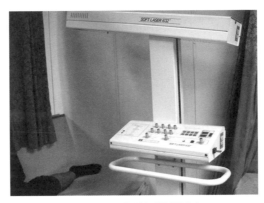

圖7.16 低能量雷射

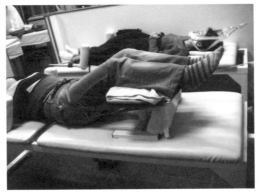

圖7.17 腰部牽引

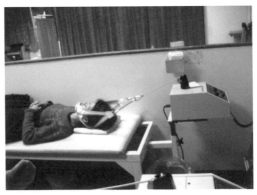

圖7.18 頸部牽引

服用藥物的正確觀念

退化性脊椎病變最常用之藥物可分為如下三類：

◆消炎止痛劑

這種藥物（也就是所謂的NSAID，全名是非類固醇類之抗發炎劑）在處理脊椎疾病時，幾乎都會用到，其作用是減輕或消除疼痛及關節僵硬，使得病人可以過正常的生活，從事輕鬆的運動並減少對工作影響；但是使用此類藥物，仍須注意以下兩種狀況：

(1)在藥物控制期間，找出病因，並且有效地控制其原因，如消除壓力、降低工作負擔、穿著背架以減輕脊椎壓力及肌肉鬆弛和適當休息等，如此一齊配合，方可減少用藥時間及用藥劑量。

(2)藥物幾乎都對胃腸有刺激作用，所以應考慮如何搭配制酸劑及根據體質儘量選擇對胃腸刺激較低藥物；另外如果較長期使用時，也必須注意對肝腎之副作用。

◆肌肉鬆弛劑

常與消炎止痛劑配合使用，以減輕背部骨骼肌之壓力，以獲得較好之臨床效果。

◆其他

視臨床狀況，醫師常會開具一些鎮靜劑，以減緩壓力。臨床上也常會用一些維生素B藥物，對神經系統多少有滋補作用。

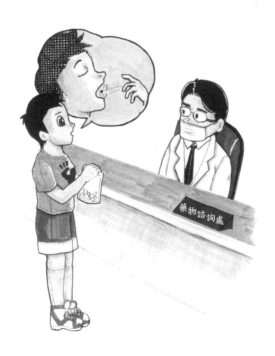

圖7.19 服用藥物須有適當諮詢

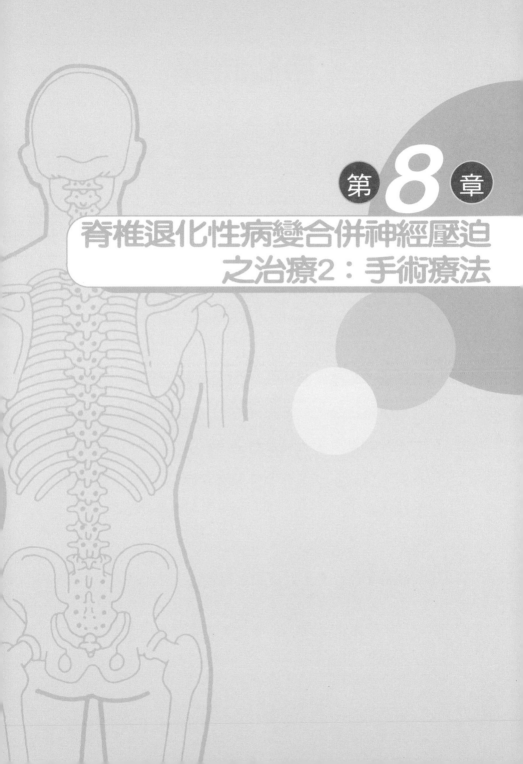

第 8 章

脊椎退化性病變合併神經壓迫
之治療2：手術療法

手術時機

第4章中所提及之疾病，如椎間盤突出、脊椎腔狹窄症……等，雖然是俗稱為骨刺，但在醫學上歸類均屬於一種退化性病變；而退化性病變之治療，原則上均以保守療法為優先。也就是使用背部之正確姿勢、背架、藥物、復健治療等達到穩定病情、減輕疼痛的方式。但是遇到下列狀況時，就必須考慮以手術方式處理：

(1)持續性背部疼痛，並伴隨有腿部坐骨神經痛及神經壓迫症狀，加上神經專門檢查如電腦斷層或核磁共振有嚴重之神經壓迫者，且經保守療法：如藥物、休息、注射、復健治療大於六週以上均無效時。

(2)有馬尾症候群出現，如兩下肢無力、膀胱或肛門控制異常時，即需緊急脊椎手術。

一般而言在進行手術治療前需考慮相關因素：

(1)手術決定應是一綜合評估，也就是必須將病人身

體狀況、X光發現、電腦斷層或是磁振造影發現，及病患接受保守療法之效果等共同因素一併考慮後之結果。

(2)一般而言，退化性脊椎病變神經壓迫之病情，如果由有經驗之醫師在仔細斟酌開刀條件下進行的手術，幾乎可有90％以上達到理想手術效果。

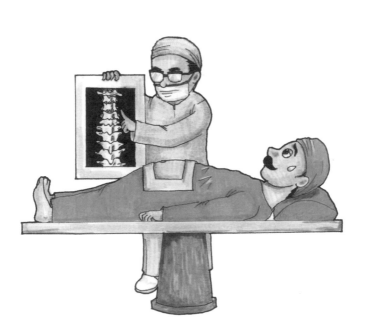

手術種類

所有之脊椎手術可歸納有如下數種方式：

◆ 後方減壓手術

即開刀傷口在背後，施行椎板切除，即將脊椎後方包圍保護神經之骨骼移除，以露出神經，達到減壓目的。

◆ 前方減壓手術

即開口在腹部（腰椎）或頸部前方（頸椎），將椎間盤切除，並撐開椎間孔，達到減輕神經壓力之目的。

◆ 脊椎融合術

將病灶部位補上骨骼組織，使此處長牢、長固定，使得未來骨刺不再發生。通常用來增補骨骼，包括取自病患本人、骨骼銀行的他人骨骼，或是經特殊處理之骨骼代替品。

◆植入金屬器

即使用鋼板、鋼釘等打到脊椎上，一方面加強脊椎本身力量，有利於未來骨骼癒合，一方面對於變形的脊椎產生矯正作用。

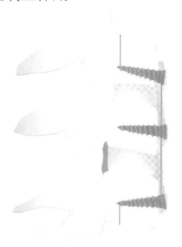

圖8.1　前方手術內固定物

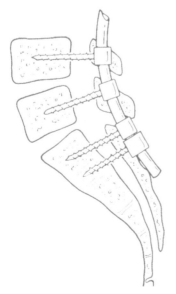

圖8.2　後方手術內固定物
關於植入金屬器之選擇，基本上由於材質特性，加上多半手術均有兼作融合術，因此無需日後再取出。而其種類則由於科技日益進步，已有太多產品可供脊椎外科醫師選擇。原則上，還是視開刀醫師對產品的熟悉度及產品特性作決定。

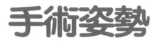

手術姿勢

　　手術時姿勢是視開刀部位及切口位置決定。基本上依各醫師經驗會有差異，但大致上腰椎手術時若是前方進入，則與一般平睡姿勢相同，但背部下方墊一枕頭；若是施行後方手術則為俯臥（見圖8.3），但腹部墊高以利手術進行。而頸椎前方手術，平均傷口高度可參考圖8.4。頸椎後方傷口的手術姿勢可見圖8.5，但為了維持手術時之固定及安全，今日醫師在頸椎手術時會加上顱骨固定及採用坐姿。但所有姿勢前後均配合麻醉醫師插管而進行。

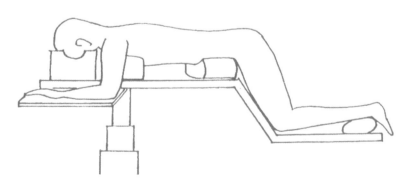

圖8.3 腰椎後方手術俯姿

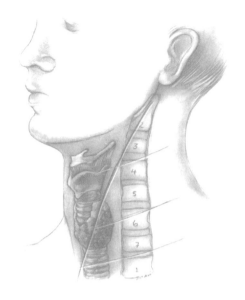

圖8.4　頸椎前方手術切口

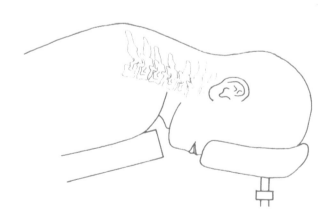

圖8.5　頸椎後方手術姿勢

手術相關注意事項

絕大多數之脊椎手術，病患均需在麻醉之下進行，因此，開刀前必須仔細評估病患的身體狀況，考慮其安全性。

由於脊椎手術需要仔細、有經驗及負責任之醫師執行，因此病患除了需選擇有良好相關設備的醫院之外，還要考慮醫師本身對此類疾病之專業、對病患的細心程度及過去所處理病患之口碑等因素。

不過，作者也提醒病患：一旦決定自己指定的醫生，則必須充分信賴，因為在治療過程中，多少有可能出現一些意外狀況，雙方面的信賴及了解，將會是病情順利、圓滿解決的重要因素。

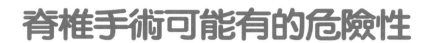

脊椎手術可能有的危險性

脊椎手術的危險性、神經受傷機會及比例可以依手術過程分為三個階段討論：

◆ 手術前的危險性

包括病患本身出現狀況，如心臟健全與否、住院或手術所帶來的壓力導致腸胃狀況、血壓狀況、精神狀況……等等。至於術前脊髓顯影檢查亦可能具危險性，如病患對注入顯影劑有過敏反應，或檢查後腦脊髓液外漏導致頭痛等病人及家屬應事先有詳細了解。

◆ 手術中的危險性

由於某些手術時間稍長，病患會因固定姿勢時間過久，導致肢體週邊神經壓迫。在作者病例中，有一例即因為趴著姿勢太久，導致眼部壓力增加，因而產生結膜水腫及出血。也可能在手術中由於神經拉扯，導致神經受傷或是硬膜破裂，引起腦脊髓液外溢；還有因手術時植入金屬內固定物角度不正

導致神經受傷。

◆ 手術後的危險性

　　如病患麻醉後恢復正常姿勢時搬運發生意外；術後傷口之感染，植入鋼板或鋼釘鬆弛或斷裂……等。

　　筆者在西元2000年，曾發表過一篇脊椎手術後導致神經損傷之專題報告，收集1094例脊椎手術，發生神經併發症之研究（見表8.1）。其中有一例發生下肢癱瘓，但原因是在處理脊椎側彎，打入鋼板矯正後，因搬運不當所導致；真正在處理退化性脊椎病患之手術中，產生主要神經傷害者則無一人；有7例是打入金屬螺絲釘產生運動神經無力，有一例出現腳盤無力，有一例因腦脊髓液外漏產生假性腦膜膨出，所幸以上之神經受傷均在三個月到六個月內自行恢復，無一例有殘餘性神經傷害，無任何病例因脊椎手術導致死亡。

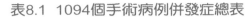

表8.1 1094個手術病例併發症總表

症狀	人數
神經功能更加惡化	2
手術中傷到神經根	4
垂足併發症	1
因打椎帶骨釘傷到神經根	4
腦脊膜膨出	1
因故在2個月內需再接受脊椎手術	7
移植骨發生移位	17
深部傷口感染	3
淺部傷口感染	12
褥瘡	15
眼結膜出血	1
死亡	0
暫時性交感幹神經傷害病變	67.6%／ASF** cases

* 本篇文章發表於2000年中國吉林大學出版之《骨科醫師進修教程》脊椎手術神經性併發症專題。

** ASF: 前方脊椎融合術(Anterior Spinal Fusion)

手術後的注意事項
及保養原則

術後一個月以內及一個月以上之注意原則如下：

◆ 一個月以內

剛術後及剛拆線之傷口初期仍不宜碰水。必須遵守正確之上、下床姿勢（見圖8.6～圖8.9）。頸椎手術病患術後會被要求著頸圈（不同形式頸圈則由手術醫師決定），避免點頭、搖頭及頸部過多活動，以免影響手術部位。腰椎手術者，會被要求著背架（不同形式背架由手術醫師決定），均不宜做過多腰部動作，而咳嗽、打噴嚏等增加腰部壓力之動作要小心。

◆ 一個月以上

病患多半會被要求出院後一週內，再來是兩週後，再來是一個月後的追蹤，之後是每三個月追蹤一次，如無異狀直到二年為止（也有學者建議應終身持續每年追蹤一次）。

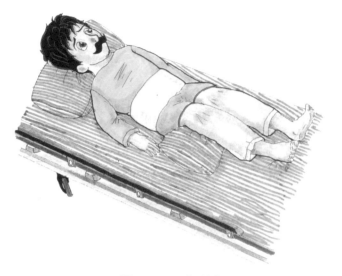

圖8.6　下床動作1

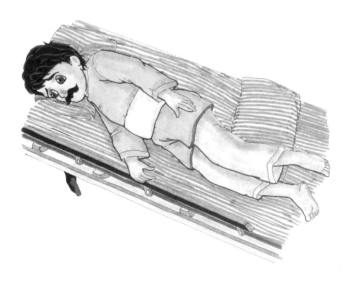

圖8.7　下床動作2

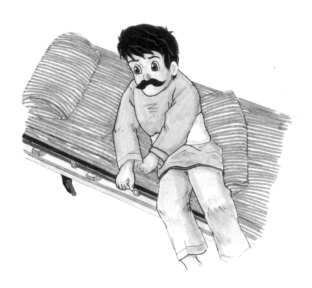

圖8.8　下床動作3

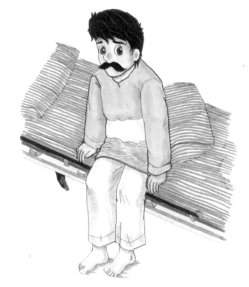

圖8.9　下床動作4

◆綜合提示

1、基本上病患在門診追蹤時,若X光顯示骨癒合順利,可視狀況除去頸圈或背架,日常生活也視腰部力量逐漸恢復正常活動;但若骨癒合不良時,則需增長保護時間。

2、脊椎為人體承受重量的構造,因此其術後之衛教及保養須特別注意,減少受傷機會,有不舒服時不可勉強做持續性動作,須立即休息或減少腰部壓力。

3、對於一般腰部骨刺病患平常須注意的事項也適用於接受手術病患,如避免提重物、坐久、站久、彎腰等。固定姿勢過久一定要適時改換或調整一下。

4、骨癒合良好恢復正常活動之病患,適當及適量運動非常重要。因為只有好的肌肉力量,才是減輕腰部負擔的重要支撐力量。

脊椎手術的效果

對於常見退化性脊椎病變的手術，影響手術後效果的因素包括：

(1)病情嚴重程度：如神經壓迫程度、壓迫部位、病情發生到開刀是否間隔太久，延誤治療⋯⋯等。

(2)手術醫師溝通及處理經驗：手術前醫生是否已與病患及家屬充分溝通，使得家屬充分了解手術內容、效果及可能之危險性；當然醫生是否已有充分處理這類病例的經驗，及過去處理的效果和名聲⋯⋯等等，也是影響手術後效果之因素。

手術效果的評估則有以下評估準則：

◆腰椎手術

臨床上腰椎手術後效果之評估最常採用之方式是利用Prolo評分，它是依下列數點決定：

(E)優等：指手術後可恢復至正常工作，無或極偶而會有些背部酸痛，多半不須再服用藥物。

(G)良好：指手術後須減輕工作或轉換較不吃力的工作，偶而須服用一些消炎止痛藥物控制。

(F)一般：已無法勝任須出力之工作，陸續仍須門診用藥及治療。

(P)不好：完全未達到手術效果，症狀與術前相同或更不好。

依據Spangfort、Waddell、Fager等人分別發表的研究報告以及本人曾在1988年骨科醫學會報告之資料，平均有70％到90％可達良好(G)到優等(E)之效果；出現不好(P)結果，多半小於10％。

◆頸椎手術

與腰椎手術同樣，我們也常使用Odom's評估表作手術結果判定；其分類方式也同腰椎手術，分為優等(E)到不好(P)等級，根據Robinson、White、Gore等人發表的各研究結果可知，平均術後效果，達良好(G)到優等(E)之比例由67％到92％；筆者為退化性病例施行頸椎手術，術後效果超過良好(G)以上者，也能超過90％；而根據各家說法，結果為不

好(P)等級者則多半維持小於6%，當然也有較不好結果高達20%者之報告。

◆成功的要素

脊椎手術，基本上仍以臨床醫師依據病情嚴重程度、針對檢查發現、X光及MRI表現、病患心理評估加上醫師本身之臨床經驗綜合而決定。

不過基於以上各家效果結論可知：如果有好的手術前篩檢，絕大多數病情可以獲得滿意結果；但是筆者也認為即使手術很成功，但術後病患之衛教及保養，包含仍須注意之動作、姿勢及術後追蹤……等，均與手術有同等重要性。

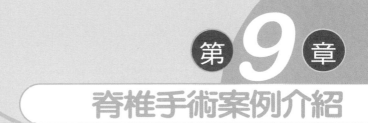

第**9**章
脊椎手術案例介紹

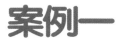案例一

　　病患41歲，一向從事水電工程之粗重工作，平日腰背部狀況，在工作量較大時稍微會酸，二週前嚴重背痛，右下肢酸麻較無力，走路跛行，完全無法出力做事。經臨床檢查後，除了腰部有些退化性骨刺外，電腦斷層掃描顯示中等度之椎間盤異位（見圖9.1、圖9.2），其治療除了穿著軟式腰背架外，減少腰部活動，盡量休息，服用一些消炎止痛藥，並配合復健治療，施予干擾波之電療及熱敷，減輕肌肉攣縮，二週之內病患即可腰幹挺直，走路正常。但仍交代一個月內須小心吃力動作。

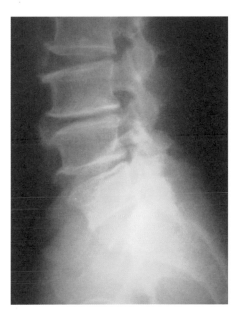

圖9.1 腰椎退化

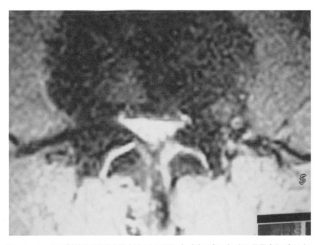

圖9.2 電腦斷層掃描出現中等度之椎間盤突出

案例二

　　病患31歲男性，長期辦公桌工作，運動很少，平日有些腰部酸痛，但都尋求推拿及中藥敷料，三週前嚴重疼痛，除下背部外，並有酸痛反射至左下肢，完全無法工作，許多治療包含打針、吃藥均無效，無法行走及工作，電腦斷層掃描顯示嚴重之神經壓迫，發生位置是第4、第5節腰椎（見圖9.3、圖9.4）。發病後第四週，診斷為破裂性椎間盤突出後接受手術，施行後方脊椎減壓、椎間盤切除、椎體間融合手術，三天後已能著束腹下床行走，一個月後恢復正常工作。

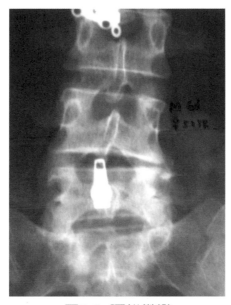

圖9.3 腰椎微彎

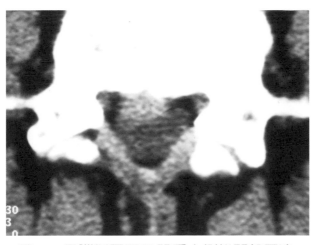

圖9.4 電腦斷層顯示嚴重右側椎間盤壓迫

案例三

　　病患72歲，客家婦女，近二至三年來常會腰酸，並不嚴重，但行走較不便，走路約半小時，要有三至五分鐘休息，如坐一下或停一下，方可再度行走。近兩個月來症狀加重，行走十分鐘即須休息，腰無法吃力做事，推拿、吃藥均無療效，脊髓顯影檢查顯示多節性神經壓迫（見圖9.5、圖9.6）。在診斷是脊椎腔狹窄下，接受多節性後方減壓手術，術後三天下肢疼痛消失，行走方便，一個月後行走已無大礙。

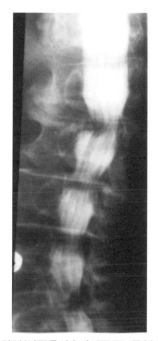

圖9.5　脊椎攝影檢查顯示多節性壓迫

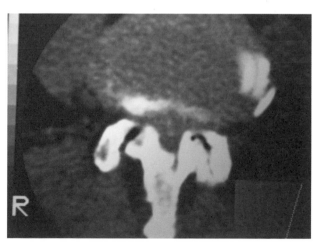

圖9.6　電腦斷層檢查之橫切面，出現嚴重神經壓迫

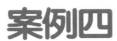

案例四

　　病患45歲男性，平日腰部尚可，高中時曾有自高處摔倒病史，但當時並不嚴重，僅就醫兩次後即無礙。但近三個月來，斷續出現腰部疼痛，也會反射到右邊腰部、右邊屁股及大腿處；坐久了起來時會駝背，直不起腰來，須三至五分鐘後腰部方可直立，此類症狀逐漸加重，越來越無法使力及坐久，工作及運動均受限制。X光顯示第4節腰椎、第5節薦椎間有走位（見圖9.7），即前傾滑脫現象，接受脊椎手術作後方減壓之脊椎融合術，並取本身之腸骨作骨骼移植補到腰部，以鋼板固定及矯正走位之脊椎（見圖9.8）。術後半年骨癒合良好，已可正常活動。

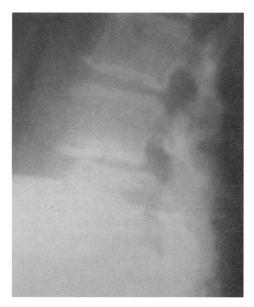

圖9.7　第4、第5腰椎滑脫走位

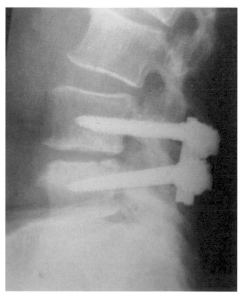

圖9.8　手術矯正後效果

案例五

　　病患54歲女性，住南部鄉下，從事農業工作，五年前曾因椎間盤突出接受脊椎手術，術後狀況良好。八個月前又因疑似出力不當，腰部再度酸痛，並且導致兩下肢均無力。X光顯示第4、第5節腰椎間又出現殘餘椎間盤跑出及神經壓迫。考慮若再由後方手術會有神經和軟組織粘連之可能性，將增加手術困難度和危險性，因此施行前方脊椎手術，作椎間盤切除脊椎體間融合術，術後一週內症狀消失，六週後恢復較輕之工作。

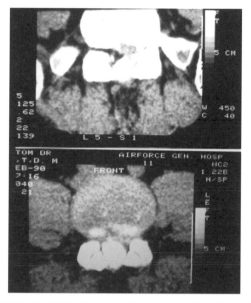

圖9.9 病患曾接受後方手術，之後又出現左側壓迫

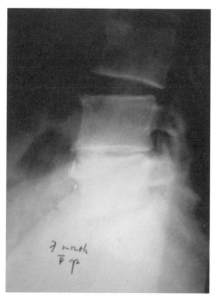

圖9.10 再度前方手術後第4、第5腰椎間骨癒合良好

案例六

　　病患39歲男性，從事機械零件進出口工作，由於工作量大及公司規模不大，因此在生意興旺壓力下，常常工作超時，日常生活及壓力均大。常會感覺頸部酸痛，肩膀部位沉重，右手酸麻，騎車及較累時手較無力，也會感到後腦部位疼痛；但每次求醫均告知壓力過大，於是施予消炎止痛藥，初期尚有效果但逐漸無效，求醫前右手在一般工作時已受影響，核磁共振顯示第5、第6頸椎，及第6、第7頸椎間已狹窄及變形，合併嚴重之神經壓迫，經施行頸椎手術，作頸部前方進入之減壓手術，並作自體骨移植，將骨補到病灶部位，加上鋼板固定；術後，著頸圈固定三個月，目前已恢復正常工作。

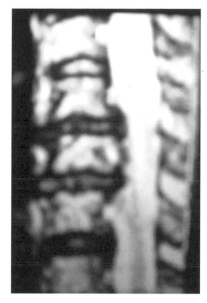

圖9.11　第4至第7頸椎嚴重骨刺壓迫

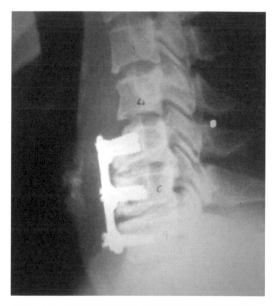

圖9.12　前方減壓及以鋼板矯正及固定

案例七

　　病患53歲男性，是一位在教育界熱心工作者，平日喜歡運動，對工作則相當投入，幾乎許多校內、外教學及校外活動均參與，是一位非常具愛心的好老師。不幸於就診前半年，原先即有之脖子酸痛變得較明顯，尤其是頸部僵硬及右上肢抽痛，使得患者晚上無法入睡，更不幸的是在就診時，已出現右上肢無力及肌肉萎縮，右手臂僅能上舉30度。已無法勝任日常工作，就在焦慮情況下他接受了X光及磁振造影檢查（見圖9.13、圖9.14），顯示第四節到第六節頸椎退化、頸椎變形及嚴重的神經壓迫，四處探詢後，下定決心接受頸椎手術，術後一週手臂已有力量，但仍無法正常抬，所幸術後三個月已能右肩上舉180度。但是一直到半年後肌肉才恢復至正常肌力（見圖9.15～圖9.17）。

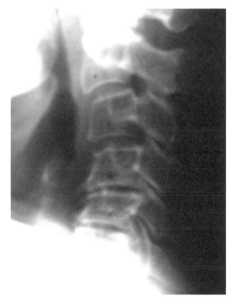

圖9.13 頸椎第四至第七節之退化及滑動

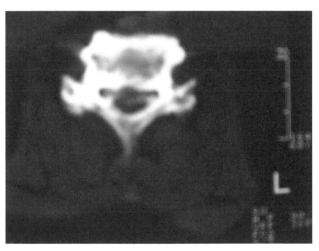

圖9.14 核磁共振顯示第四至第七節之神經壓迫

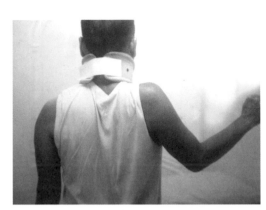

圖9.15 手術後一週頸椎有力但扔無法抬舉上臂

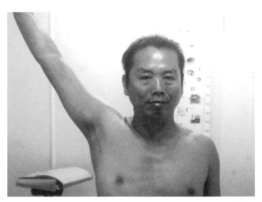

圖9.16 手術後一個月已能完全上舉

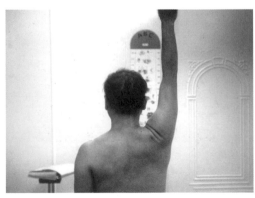

圖9.17 手術後一個月肌力恢復,萎縮的肌肉也逐漸復原中

以上七位臨床真實病例顯示腰椎、頸椎在長期承受壓力或曾受傷狀況下，一旦神經受壓迫，基本上病情處理及決定仍視三種狀況決定：

(1)臨床症狀嚴重度及對保守療之反應；

(2)X光及電腦斷層等異常嚴重度與否；

(3)病患身體及心理狀況評估。

綜合以上狀況方可作最後決定。

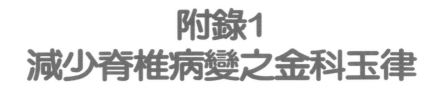

附錄1
減少脊椎病變之金科玉律

1、雖然前幾章提及坐姿、站姿、睡姿……同有各姿勢對脊椎減輕壓力、避免未來骨刺有幫助，但任何再好姿勢保持久了都不好，需要調整或變換一下為宜。

2、在日常生活上若碰到扭傷之急性疼痛或是關節病變急性發作時，治療的重要原則是以休息為主，如臥床或著背架保護，不適當運動或推拿只會導致症狀加劇！

3、脊柱不夠健全的人，需隨時注意脊柱本身狀況，訓練您的肌肉力量，如背肌、腹肌等，肌力加強很重要。因為肌肉較有力、較有彈性時，自然可減少脊柱本身負擔，但如何增強肌力則有賴於適當運動，因此幾乎任何方式之運動如散步、快走、游泳、韻律操……等，在適當份量與時間下，均有利於肌力訓練。

4、提或搬重物固然對脊柱最不利，但體重本身也會

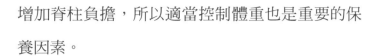

增加脊柱負擔，所以適當控制體重也是重要的保養因素。

5、脊椎的問題極少是因為單一一次傷害造成；病情多半是累積許多因素，如：受傷後未適當治療、姿勢不正確、工作負荷及壓力、運動的不足……等等，才會形成。脊椎受傷時，務必要有良好照顧。因為許多臨床上見到脊椎早期退化或病變，均肇因於舊傷。

6、所謂之身心醫學須注意：工作或生活上壓力過大使得肌肉無法適當鬆弛，因此生活上壓力緩解及適當情緒控制，對脊椎本身負擔也有間接的幫助。

7、脊椎問題固然須注意脊椎本身，但其它鄰近關節健全與否，也對會影響脊椎。如許多人髖關節或膝關節有問題，也間接對脊椎產生不當壓力。

8、內科問題影響：身體有其它內科問題，如尿酸過高、血脂過高、糖尿病等，也須有良好控制，才能有健全身軀，脊柱也才能維持良好狀況。

附錄2
常見脊椎相關名詞
中英文索引及解釋

Allograft 同種異體移植

指取自同種生物器官或組織作移植手術。在骨科而言通常指取另一個人身上的骨頭作移植。

Ankylosing spondylitis 僵直性脊椎炎

一種類風濕性關節炎疾病,會造成脊柱自動粘連產生僵硬及駝背變形,也會影響身體其他大關節。

Anterior decompression 前方減壓手術

指手術切口採自腹部或側腹部進入方式施行脊椎神經減壓,對頸椎手術而言,即指自脖子前方作切口進入之方式。

Autogenous bone graft 自體骨移植

指取自病患本人骨頭補在病灶的部位。

Bone graft　骨骼移植術

通常為了加強手術部位骨骼癒合功能，取病患自身骨骼、其他生物骨骼或骨骼代用品移植到手術部位。

Bone union　骨癒合

骨頭與骨頭之間長得很結實，通常可由X光或臨床上功能作判斷。

Cage　椎籠

屬於脊椎手術植入物之一種，有不同材質作成，多半有撐開脊椎間距的作用。

Cauda equina　馬尾

人體脊索僅到第2腰椎之高度，在這高度之下變成許多細索狀神經根接在尾部，狀似馬的尾巴，因此脊髓的末端部分謂之馬尾。

Cauda equina syndrome　馬尾症候群

常見於腫瘤、椎間盤突出、外傷、硬膜外膿腫等侵犯或壓迫脊髓末端馬尾部分所致。

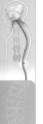

CAT scan　電腦斷層掃描

比X光更進一步之放射線檢查，已能較準確判斷骨骼、軟組織之病變。

Cervical spine(Cervical vertebra)　頸椎

脊柱之一部分，位於上方，提供一些重要功能如呼吸保護。

Chemonucleolysis　髓核化學溶解法

作用於椎間盤內之一種處置。多半注入化學物質，如用木瓜酵素注入椎間盤內，以使得椎間盤髓核溶解，解除對神經根的壓迫。

Chymopapain　木瓜酵素或木瓜凝乳蛋白

一種化學物質，用於注入脊椎椎間盤內，以溶解溢出之椎間盤髓核。

Claudication　跛行

一般指因下肢之血液供應不良導致肌肉抽筋，在神經學而言，則指脊椎神經受壓導致血液供應不良，

產生臨床上病患走一段路必須休息再走之症狀。

Cobb's angle 脊椎彎曲之角度

脊椎側彎時利用彎曲曲線兩末端椎體作為測量之方式，以了解彎曲的角度。

Coccygodynia(Coccyalgia) 尾椎處疼痛

形容尾椎部位疼痛之名詞。

Coccyx 尾椎

脊柱之一部分，位於脊椎最末端。

Concave 脊椎側彎之凹面

脊椎側彎時位於曲線凹面部位之名詞。

Convex 脊椎側彎之凸面

脊椎側彎時位於曲線凸面部位之名詞。

Corpectomy 椎體切除術

脊椎手術將椎體切除之方式。

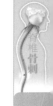

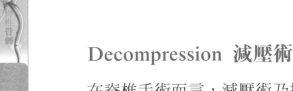

Decompression 減壓術

在脊椎手術而言，減壓術乃指利用手術方式，減少或解除在脊索及神經根壓力。通常這種壓力來自椎間盤軟組織之鈣化或腫瘤等等，減壓方式可由前方後方或前後方同時。

Degeneration 退化

人體之器官或功能由於年齡或其他受傷因素導致功能降低。

Dermatome 神經感覺區之皮節

人體每一部位皮膚均有一定的脊髓神經節段所支配，由皮膚上麻痺範圍可推測脊髓受傷位置。

Discography 椎間盤造影術

多半在X光透視下，持針刺入椎間盤，並注入顯影劑，以了解椎間盤病變的一種檢查方法。

Disectomy 椎間盤切除術

將椎間盤切除，以解除神經壓迫之脊椎手術。

Facet joint　脊椎關節

脊柱後方骨與骨相連接處之小關節。

Facet syndrome　脊椎關節症候群

多半指脊椎骨因左、右側關節面不對稱,因而產生之臨床症候群。

Fascitis　肌膜炎

脊椎肌膜炎多半指脊椎兩邊之肌肉、肌腱等軟組織發炎現象。

Fusion　骨融合術

將兩塊骨骼藉用手術方式,使其聯合在一起變牢固。臨床上有時自他處取骨骼補充在融合處或打上鋼板以確定骨骼長牢。

HIVD　椎間盤突出症

最常見之臨床名詞,指椎間盤移位至脊椎管腔造成神經壓迫現象。

HNP　椎間盤髓核突出症

椎間盤突出時，髓核突出之現象。

Interbody fusion　椎體間融合術

脊椎體與脊椎體之間以手術方式將其粘在一起，減少原先此處之活動。

Kyphosis　脊椎骨駝背之變形（後凸）

脊椎變形時曲線是前後凸之現象。

Laminectomy　椎板切除術

指後方脊椎減壓手術時，將後方骨骼構造（椎板）切除之步驟。

Laminotomy　椎板鑽洞術

指後方脊椎減壓手術時，不將整個椎板拿掉，而是鑽洞切除病灶（如椎間盤）之手術。

Lordosis　腰椎骨前凸之姿態

脊椎變形時曲線在腰椎部位，產生過度前凸現象。

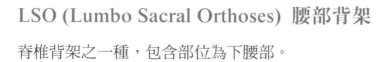
LSO (Lumbo Sacral Orthoses) 腰部背架

脊椎背架之一種，包含部位為下腰部。

Lumbar corset 腰部之束腹

脊椎背架之一種，類似一種束腹，包在下腰部。

Lumbar spine 腰椎

脊柱之一部分，負責承受體重的重要功能。

MIS (Minimal Invasive Surgery) 微創手術

指利用較小傷口或內視鏡或雷射燒灼方式執行的手術。

MRI 核磁共振（磁振造影術）

是一種比較新之影像檢查系統，對人體各部位疾病都有很高的診斷價值。

Myelography 脊髓攝影檢查

即注入顯影劑以了解神經異常及突顯病灶之檢查。

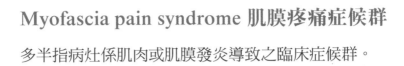

Myofascia pain syndrome 肌膜疼痛症候群

多半指病灶係肌肉或肌膜發炎導致之臨床症候群。

Nerve root 神經根

神經自脊索處發射出來,仍在脊椎腔內之部分。

Neuropathy 週邊神經之疾病

侵犯週邊神經(神經位於腦部、脊索以外部分)之病變。

NSAID 非類固醇之抗發炎藥物

常用於骨科疾病,主要作用為消炎、止痛以緩解症狀。

Osteophyte(Spur) 贅骨

即俗稱之骨刺,多半指退化導致骨邊緣增生鈣化現象。

Percutaneous vertebroplasty 經皮椎體整形術

通常指將骨水泥或誘導骨生長物質直接經皮穿刺灌

入至椎體內之治療。

Piriformis syndrome　梨狀肌症候群

多半指臀部坐骨神經出口處之梨狀肌肉，因發炎或其他因素壓迫神經所導致之病情。

Posterior decompression　後方減壓手術

指手術切口自背部進入以施行脊椎神經減壓。

Radiculopathy　神經根之病變

疾病侵犯神經根位置者。

Referred pain　反射痛

多半指脊椎部位神經受壓迫，產生酸、痛、麻之神經症狀往下肢方向走的現象。

Reflex　神經反射

神經功能之一種，利用敲打關節產生反射可作為疾病判斷參考。

Retrolisthesis 脊椎後傾滑脫

脊椎疾病之一種,乃指脊椎與脊椎間發生向後方錯位現象。

Sacrum 薦椎

脊柱之一部份,位於較下方位。

Sciatica 坐骨神經痛

疼痛經由坐骨神經之徑路傳遞到大腿及小腿外側的現象。

Scoliosis 脊椎側彎

脊椎變形時曲線是左右彎曲的現象。

Seronegative spondylopathy 屬於血清反應陰性之脊椎病變

包含僵直性脊椎炎、萊特氏症候群、乾癬關節炎……等。

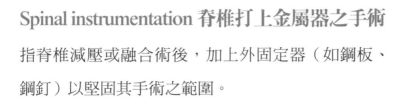

Spinal instrumentation 脊椎打上金屬器之手術

指脊椎減壓或融合術後，加上外固定器（如鋼板、鋼釘）以堅固其手術之範圍。

Spinal cord 脊索

指真正脊柱內之脊髓神經構造，上端與腦部相接，下方則止於第2節腰椎位置。

Spinal stenosis 脊椎腔狹窄症

脊髓腔變成狹窄而導致神經壓迫之臨床病症。

Spondylolisthesis 脊椎前傾滑脫

一種脊椎疾病，指脊椎與脊椎間發生向前方錯位。

Spondylopathy 脊椎骨病變

一種脊椎疾病，但指病變源自骨頭部分。

Spondylosis 脊椎關節粘連

脊椎骨合併有韌帶硬化及脊椎間盤變窄退化現象之總稱。

Spondylolysis　椎骨脫離

指脊椎骨後方椎板之骨間部（Pars interarticularis）有骨裂開現象。

Thoracic spine　胸椎

脊柱之一部分，提供保護心臟、肺臟功能。

Titanium implant　鈦金屬之金屬桿

許多脊椎手術打入之內固定物，材質為鈦成分。因其與人體骨相容性較高。

Williams flexion exercise 威廉氏肌力加強運動

用於下背部有症狀病患，此運動目的是加強脊柱曲肌之肌力，譬如書中提及之抱膝運動即為一種加強腹肌的運動。

Xenograft (Heterograft)　異種移植

多半在不同種生物間取其骨骼作移植，如牛骨轉至人體。

國家圖書館出版品預行編目資料

脊椎骨刺：瞭解‧診斷‧治療‧保健／張辰光著.
 -- 初版. -- 臺北市；遠流, 2006 [民95]
　　面；　公分. --（健康生活館；41）
　ISBN　957-32-5737-8（平裝）

　1. 脊椎病

415.93　　　　　　　　　　　　95004050